KB105385

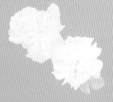

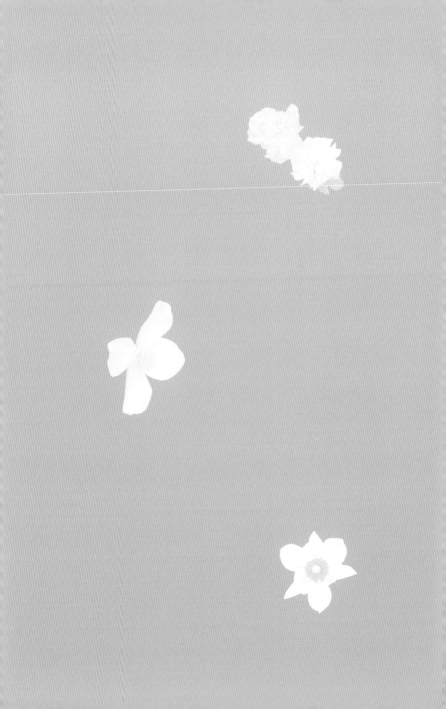

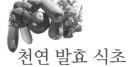

천연 발효 식초

엮은이 | 동의보감 약초사랑

편집제작 | 행복을 만드는 세상

펴낸곳 | 도서출판 지식서관

펴낸이 | 이홍식

등록번호 | 1990. 11. 21. 제 96호

주소 | 경기도 고양시 덕양구 고양동 31-38

전화 | 031)969-9311   팩스 | 031)969-9313

e-mail | jisiksa@hanmail.net

초판 1쇄 발행일 | 2021년 3월 5일

암과 당뇨, 고혈압, 중풍, 각종 병의 원인을 차단하는

천연 발효 식초

동의보감 약초사랑 엮음

머리말

천연 식초는 발효라는 관문을 두 번이나 통과한 탄수화물 발효의 최종 산물로 탄수화물의 최종 발효 산물이다. 식초의 시큼한 맛은 바로 발효 과정의 초산에서 나오는데 이 외에도 구연산·사과산·주석산 등 60종류 이상의 다양한 유기산들이 형성되며, 필수 아미노산·비타민·미네랄, 그 밖에 아직 밝혀지지 않은 생리 활성 물질도 가득하다. 식초의 또 하나 신비로운 점은 식초 속의 유기산들은 산성 물질이지만 인체 대사에 참여를 하면 반대로 인체가 알칼리화된다는 점이다.

인체의 PH는 거의 중성으로 스트레스, 과로, 유해 음식을 섭취하면서 쉽게 산성화되어 염증, 종양, 암 등이 잘 생기므로 몸을 알칼리화시키는 식초 등의 발효 식품과 신선한 야채를 꾸준히 섭취해야 함은 절대적이다.

먼저 식초에는 3가지가 있는데 크게 천연 식초, 일반 식초, 빙초산으로 나누어 볼 수 있다. 천연 식초는 자연 발효를 통해 적게는 1년 이상 항아리에서 발효시킨 식초

계의 명품으로, 가장 비싸고 우리 몸에 가장 좋은 유익한 균들이 많이 들어 있다. 두 번째는 일반 식초로 마트에서 판매하는 식초들을 말한다.

그 식초들은 요리에 쓰일 때 가장 적합한 재료이고 가격도 가장 적당하여 많이 사용한다. 마지막으로 빙초산은 석유에서 추출한 화학 식초이다. 건강에 가장 해로운 식초인데 가격은 가장 저렴하고 산도도 높아 많은 식당에서 사용하고 있다. 무좀 치료나 티눈 등을 제거하기 위한 의약품으로 이용되기도 한다.

천연 식초는 세 번이나 노벨상의 주인공이 됐을 정도로 영양학적 효능이 뛰어나다. 노벨상을 수상한 식초 연구가 한스 아돌프크레브스 박사는 연구를 통해 '하루 50~100mg의 천연 식초를 매일 섭취하면 평균 수명보다 남성은 10년, 여성은 12년 더 오랫동안 장수할 수 있다'고 발표했다.

천연 식초의 효능은 피로 물질인 젖산을 분해해 피로

해소에 도움을 주고 체내 영양소 소비를 촉진하므로 살이 찌는 것을 예방한다. 또한 천연 식초의 유기산이 신진대사를 활발하게 하는데, 몸 속 노폐물을 배출하고 지방의 분해를 촉진시킨다.

식초는 고혈압과 고지혈증의 완화에 도움이 된다. 천연 식초의 유기산은 몸에 좋은 콜레스테롤은 늘리고, 몸에 나쁜 콜레스테롤은 줄여 고혈압을 내려준다. 혈액을 진득진득하지 않게 하여 혈관을 보호함으로써 동맥경화를 예방한다. 산성인 천연 식초는 산을 중화시키는 역할을 한다. 몸 속에 들어가면 알칼리성으로 작용하기 때문에 몸 속에 생긴 산을 알맞게 중화시키고 혈액과 체액의 PH를 안정된 상태로 유지한다.

그 자체가 소화 효소인 천연 식초는 장 기능을 좋게 한다. 장 안의 대장균을 비롯한 유해 세균을 죽여 변비를 예방하고, 장 환경을 개선해 치질 등에 효과적이다.

몸에 좋은 천연 식초를 준비하고 물 한 컵에 식초 3~5

스푼 정도를 넣어서 꾸준하게 마시는 것이 좋다.

식후나 식전 상관없이 위가 약하다면 식후에 마시고, 굳이 하루 3번 정도 생각날 때 물 대신 음용으로 자주 마시면 된다.

천연 발효 식초 만드는 방법은 사람마다 방법이 다르고 사용하는 재료의 양도 다르기 때문에 이 책에 수록된 것은 가장 보편적인 것을 수록하였음을 알려드리는 바이다. 모쪼록 천연 식초로 건강에 많은 도움이 되었으면 하는 바람이다.

차 례

몸에 좋은 천연 발효 식초란 무엇일까?

사람이 식초를 먹기 시작한 것은 언제부터일까? • 22

제조법으로 분류되는 식초 • 23

식초의 종류 • 24

식초 제조 및 보관과 사용 방법 • 26

과일로 만드는 식초 제조법 • 27

식초가 우리 몸에 주는 효능 • 28

★효소 발효액 만드는 방법 • 32

Part 01
과일로 만드는 천연 발효 식초

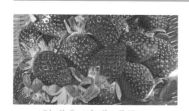

혈액을 맑게 해주고
저혈압에 효과가 있는
딸기 식초 • 36

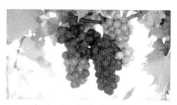

항암 효과가 뛰어나고
혈전 생성을 억제하는
포도 식초 • 39

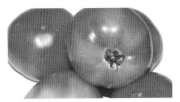

혈압을 낮춰
고혈압에 효과적인
토마토 식초 • 42

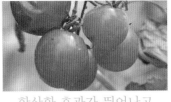

항산화 효과가 뛰어나고
뇌졸중을 예방하는
방울토마토 식초 • 45

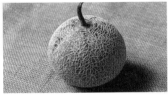

심장 질환이나
뇌졸중 예방에 좋은
멜론 식초 • 48

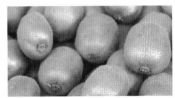

혈관의 노화방지 및
스트레스 해소에 좋은
키위 식초 • 51

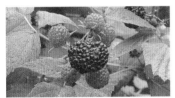

항산화작용이 뛰어나며
항암 기능이 있는
복분자 식초 • 54

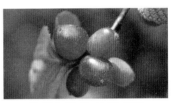

혈액순환을 촉진하고
피로를 풀어주는
앵두 식초 • 57

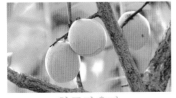

항균작용과
해독작용을 하는
매실 식초 • 60

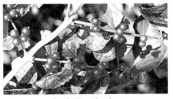

가래를 삭히고
풍을 없애주는
보리수 식초 • 63

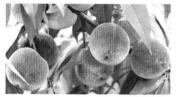

니코틴 제거에
탁월한 효능이 있는
복숭아 식초 • 66

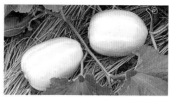

항암작용이 있어
암세포의 확산을 방지하는
참외 식초 • 69

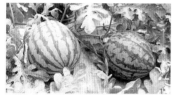

리코펜 성분이
암 예방에 효과가 있는
수박 식초 • 72

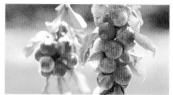

간이 나쁜 사람과
변비에도 효과가 있는
자두 식초 • 75

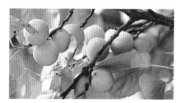

폐암과 피부암 등
여러 가지 암을 치료하는
살구 식초 • 78

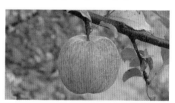

성인병 예방에도
효과가 있는
사과 식초 • 81

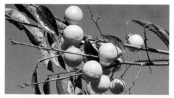

고혈압, 중풍, 위장염,
대장염에 좋은
감 식초 • 84

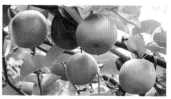

대장암과 유방암의
발생 위험을 줄여주는
배 식초 • 87

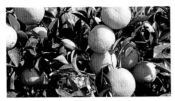

동맥경화와
고혈압을 방지하는
감귤 식초 • 90

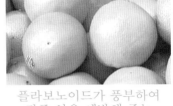

플라보노이드가 풍부하여
각종 암을 예방해 주는
오렌지 식초 • 93

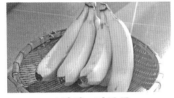

고혈압, 뇌졸중
환자에게 좋은
바나나 식초 • 96

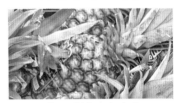

피로회복, 변비에
뛰어난 효력이 있는
파인애플 식초 • 99

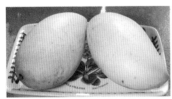

암 형성을 억제하는
효능이 있는
망고 식초 • 102

Part 02
야채, 채소로 만드는 천연 발효 식초

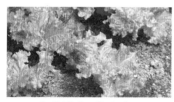

유방암을 예방하고
피를 맑게 하는
상추 식초 • 106

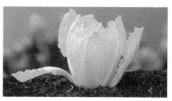

감기로 인한 기침과
가래 증상에 좋은
배추 식초 • 109

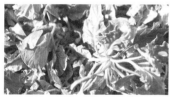

폐암의 발생률을 낮춰주는
효능이 증명된
시금치 식초 • 112

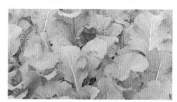

각종 심혈관 질환을
예방하는
갓 식초 • 115

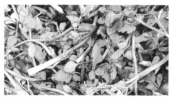

혈압을 낮춰주는
기능이 탁월한
미나리 식초 • 118

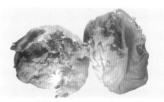

혈액순환과 골다공증
예방에도 효과가 좋은
양상추 식초 • 121

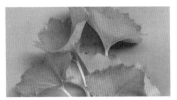

골다공증의 치료와 예방에
상당한 도움이 되는
머위 식초 • 124

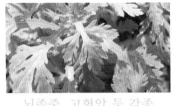

뇌졸중, 고혈압 등 각종
성인병 예방에 좋은
쑥갓 식초 • 127

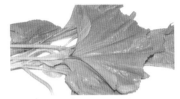

골다공증 등의
예방에 좋은
아욱 식초 • 130

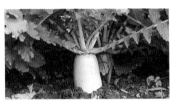

이뇨작용이 있어서
혈압을 내려주는
무 식초 • 133

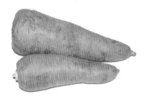

빈혈, 저혈압, 야맹증
등에도 효과가 있는
당근 식초 • 136

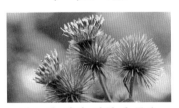

당뇨와 신장 질환에 좋은
우엉 식초 • 139

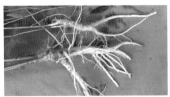

혈당 수치를 정상적으로
만들어주는 효능이 있는
도라지 식초 • 142

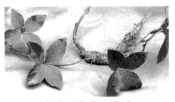

강장, 건위, 해열,
해독작용이 뛰어난
더덕 식초 • 145

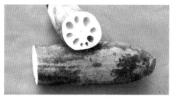

궤양, 코피, 부인과 출혈 등을
억제하는 효능이 있는
연근 식초 • 148

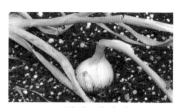

고혈압 예방과
치료에 탁월한
양파 식초 • 151

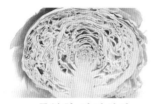

풍부한 라이신이
두뇌 활동에 좋은
양배추 식초 • 154

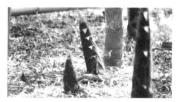

항암, 당뇨, 고혈압,
동맥경화를 치료·예방하는
죽순 식초 • 157

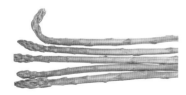

혈압강하제 작용과
통풍에 특효가 있는
아스파라거스 식초 • 160

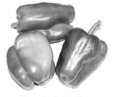

동맥경화에
효율적으로 작용하는
피망 식초 • 163

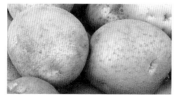

노인 치매를 예방하는
효과가 있는
감자 식초 • 166

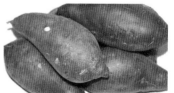

고혈압, 당뇨병 등의 예방에
탁월한 효과가 있는
고구마 식초 • 169

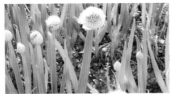

감기의 특효 채소로 알려진
대파 식초 • 172

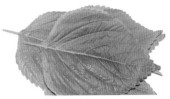

혈액을 맑게 하는
등의 작용을 하는
깻잎 식초 • 175

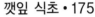

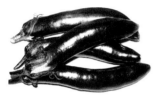

혈중 콜레스테롤 수치의
상승을 억제하는
가지 식초 • 178

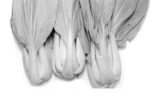

피부미용, 치아와
골격 발육에 도움이 되는
청경채 식초 • 181

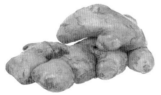

살균 · 항균작용이 뛰어난
생강 식초 • 184

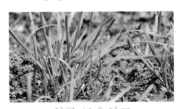

위를 보호하고
양기를 보충하는
부추 식초 • 187

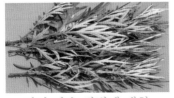

암과 같은 질병에 대한
면역 기능을 향상시켜 주는
쑥 식초 • 190

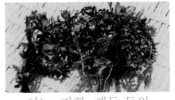

이뇨, 지혈, 해독 등의
효능이 있는
냉이 식초 • 193

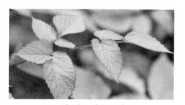

고혈압 치료제로
이용하기도 하는
참나물 식초 • 196

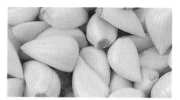

미국 국립암센터에서
추천한 항암 식품
마늘 식초 • 199

Part 03
산야초로 만드는 천연 발효 식초

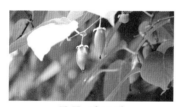

통풍 치료에
큰 효험이 있는
개다래 식초 • 204

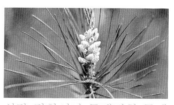

심장 질환이나 동맥경화 등에
탁월한 효과가 있는
솔잎순 식초 • 207

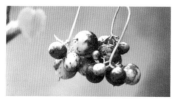
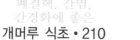

폐결핵, 간염,
간경화에 좋은
개머루 식초 • 210

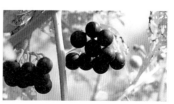

항암작용이 매우 강한
약초 중 하나인
까마중 식초 • 213

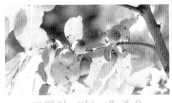

고혈압, 당뇨에 좋은
고욤 식초 • 216

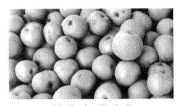

중풍과 폐병에
특효가 있는
돌배 식초 • 219

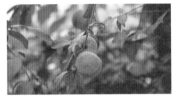

기관지와 천식, 폐에 좋은
개복숭아 식초 • 222

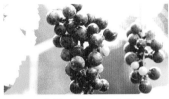

강한 항암 효과의
레스베라톨이 함유되어 있는
머루 식초 • 225

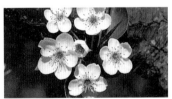

기침과 위경련에
효과가 좋은
버찌 식초 • 228

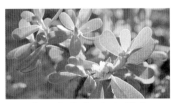

자궁암에 효과가 좋은
쇠비름 식초 • 231

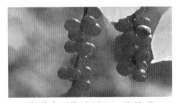

진액을 생성하고 갈증을
없애는 데 특효인
오미자 식초 • 234

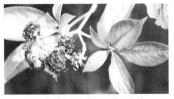

고혈압과 당뇨에 좋은
오갈피 열매 식초 • 237

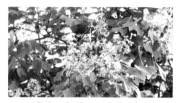

항암 약재로 사용되고
고혈압에 좋은
오동자 식초 • 240

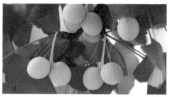

뇌졸중과 심장병에 좋은
은행 식초 • 243

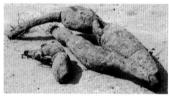

숙취해소에 탁월하고
당뇨에 좋은
칡 식초 • 246

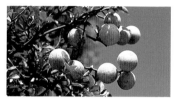

거담, 진통,
이뇨작용을 하는
탱자 식초 • 249

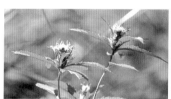

고혈압, 어지럼증,
소화불량에 좋은
삽주 식초 • 252

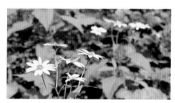

당뇨에 특히 좋은
돼지감자 식초 • 255

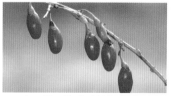

피로를 빨리 회복시키고
지방간 치료제인
구기자 식초 • 258

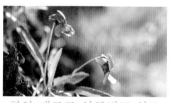

항암 재료로 연구되고 있고
유방암에 좋은
제비꽃 식초 • 261

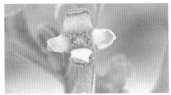

위장병과 위암에 특효인
번행초 식초 • 264

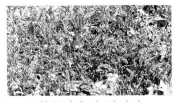

항균작용이 뛰어나
혈압을 내려주는
여뀌 식초 • 267

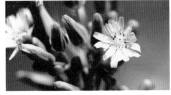

유선염과 감기 · 인후통과
열이 날 때 좋은
뽀리뱅이 식초 • 270

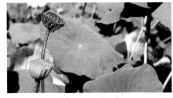

항균작용과
혈압강하작용을 하는
연잎 식초 • 273

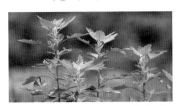

심장마비와 고혈압 예방에
효과가 있는
명아주 식초 • 276

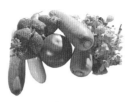

몸에 좋은
천연 발효 식초란
무엇일까?

식초는 오랫동안 보관하던 술이 우연하게 변질되면서 최초의 조미료로 탄생된 것이다. 한마디로 식초의 역사는 술의 역사와 같다고 할 수 있다.

역사 속에서 식초의 기록을 살펴보자. 먼저 '바빌로니아 시대 식초'는 바빌로니아 사람들이 BC 5,000년경에 대추야자로 빚은 술을 발효시켜 만들었다. 성서에 등장하는 식초는 〈구약성서〉 '레위기'의 모세 5경에 '강한 술 식초와 와인 식초'로, 〈룻기〉에는 '룻이 식초로 만든 음료를 받아 마셨다'는 기록이 있다. 즉 모세는 BC 13세기경 사람인데, 이것을 근거로 한다면 식초의 역사는 약 3,300년이나 된다.

고대 그리스 히포크라테스는 흡혈요법 후 상처의 소독으로 식초를 권장했다는 기록도 있다. 이집트 여왕 클레오파트라와 귀족들이 건강과 미용을 위해 식초를 즐겨 마셨고, 저장용 식품에 반드시 식초가 사용되기도 했다. 콜럼버스는 신대륙을 발견하기 위한 항해에서 식초에 절인 양배추를 먹었다.

중국은 후위시대에 쓴 〈제민요술〉에 조·찹쌀·콩·보리·팥·술지개미 등을 원료로 식초를 만들었다는 기록이 있다. 한나라 때는 약용으로 사용된 '고주沽酒'가 있는데, 이것은 식초를 오래 묵혀 쓴 맛이 나도록 만든 것이다.

일본은 고대 중국에서 전통 제조 방법을 전수받아 만든 '쌀식초'가 있는데, 이 가운데 아미노산이 풍부한 '흑초'가 최고였다.

우리나라에서의 식초 역사는 어떨까?

식초를 제조법이나 종류에 대한 정확한 자료는 없다. 하지만 중국 송나라 때에 쓴 〈본초도경本草圖經〉에 '고려 다시마 조리법'에 식초를 조미료로 사용했다는 기록이 있다. 또한 고려시대에 쓴 〈향약구급방〉에는 '약방에서도 식초를 다양하게 이용했다'고 했다. 식초 제조법이 민간에 알려진 시기는 조선시대로 이때부터 민간약으로 널리 사용되었다.

◎제조법으로 분류되는 식초

식초는 제조법에 따라 '양조초'와 '합성초'가 나누어지는데 식용으로 사용되는 식초는 두 가지로 나누어진다.

양조초

양조초는 양조법으로 만들어진 식초를 말한다. 양조초는 사용되는 원료에 따라 다양하게 분류된다. 즉 쌀과 보리 등 곡물을 원료로 사용하면 '곡물초'가 되고 과실을 원료로 사용하면 '과실초'가 된다. '순수 양조초' 제조법은 먼저 원료를 알코올로 발효시켜 술을 만들고, 이것을 초산으로 발효시켜 만든다. '알코올초'는 술지게미나 알코올을 원료로 초산발효 시킨 것이다. 즉 100% 양조법으로 만든 식초를 '양조초'로 부른다.

합성초

합성초는 말 그대로 화학적으로 만든 식초인데, 여기에 순수 합성초나 양조초가 가미된 것도 포함되어 있다.

◉식초의 종류

식초가 되기 위한 조건

미국에서는 법적 기준으로 정한 식초는 최소 4% 산성도가 유지되어야 하는데, 한마디로 식초 100㎖당 4g의 아세트산이 포함되어야만 한다. 따라서 우리가 시용하는 대부분의 식초 산성도는 5%이다.

쌀 식초 · 현미 식초

쌀 식초는 쌀을 원료로 만든 식초이다. 예를 들면 1ℓ에 40g 정도가 쌀이나 술지게미를 사용하고, 나머지는 양조용 알코올을 혼합하거나 양조 식초를 사용하기도 한다. 이것을 근거로 현재 판매되고 있는 쌀 식초는 순수 쌀만 이용한 '순수 쌀 식초'와 '혼합 쌀 식초'가 있다. '혼합 쌀 식초'는 '순수 쌀 식초'보다 값이 싸지만 영양분과 맛이 떨어진다.

사과 식초

사과즙으로 술을 만들어 초산발효 시킨 것이다. 사과 식초에는 사과산이 풍부하면서 모든 요리에 사용되고 있다. 하지만 사과 식초의 고장은 미국이다.

와인 식초

저장된 포도주가 우연하게 초산발효 되면서 식초로 만들어진 것이다. 식초가 프랑스어로는 '비네글르'인데, 이것은 와인과 시큼하다는 뜻의 합성어이다.

몰트 식초

보리나 엿기름으로 만들어진 '곡물 식초'로, 맥주로 유명한 북유럽 지방이 고향이다. 이 식초는 아미노산이 풍부하다.

술지게미 식초

술지게미를 원료로 사용한 식초로 '쌀 식초'와 함께 우리나라와 일본, 중국 등지에 분포되어 있다.

현미로 만드는 식초 제조법

준비할 재료

현미 500g, 쌀누룩 250g, 이스트 2g, 자연생수 2ℓ

제조법

1. 현미를 씻어 불순물을 제거한 다음 12~24시간 동안 물에 불린다.
2. ①에서 현미를 건져 찜통에 담아 약 80분 동안 쪄낸다.
3. ②의 현미를 절구통에 넣고 절굿공이로 찧는다.
4. ③에 쌀누룩을 넣고 골고루 섞는다.
5. ④에 물을 붓고 죽처럼 만든다.
6. ⑤에 이스트를 넣어 골고루 섞어준다.
7. ⑥을 용기에 담고 한지나 모시 천으로 덮어 고무줄로 묶는다.
8. ⑦을 서늘한 응달에 보관한다.
9. ⑧위에 10원짜리 동전을 올려놓는다.
10. 6개월 후에 동전이 청록색으로 변하면 1단계가 완성된 것이다.
11. ⑩을 6개월 더 숙성시킨다.
12. ⑪에서 건더기를 걸러내면 맛있는 현미 식초가 된다.

보관과 사용 방법

① 햇빛이 통하지 않는 불투명 용기에 보관한다.

② 물로 희석해서 꿀이나 우유에 섞어 마시면 된다.

③ 요리할 때 가능한 한 현미식초를 넣는 것이 좋다.

◎ 과일로 만드는 식초 제조법

준비할 재료

사과 · 배 · 귤, 포도 · 딸기 · 매실 중 택일, 이스트균 1kg,
주둥이가 넓은 항아리 1개

제조법

1. 농약을 제거하기 위해 양조식초에 10분 정도 담갔다가 건져낸다.

2. 발효되기 쉽게 과실을 절구통이나 믹서를 이용해 과즙 상태로 만든다.

3. ②를 준비한 항아리에 약 70% 정도 채운다.

4. ③에 이스트를 넣어 골고루 섞는다.

5. ④의 항아리 주둥이를 공기가 통하게 한지나 모시 천으로 덮고 고무줄로 묶는다.

6. ⑤의 한지나 모시 천 위에 10원짜리 동전을 올려놓는다.

7. ⑥을 통풍이 잘 되고 온도가 일정한 응달에 보관한다.

8. 3~4개월 후 ⑥의 10원짜리 동전이 청록색으로 변하면 식초 1단계가 완성된 것이다.

9. ⑧을 또다시 4~6개월 숙성시킨다.

10. ⑨에서 건더기를 걸러내면 맛좋은 식초가 된다.

제조할 때 주의할 사항

① 가능한 한 농약을 사용하지 않은 과일을 고른다.

② 항아리나 병을 사용해야 한다. 플라스틱이나 금속 제품은 식초로 인해 부식될 가능성이 있다.

③ 주둥이가 큰 유리병일 때는 빛을 차단시켜야 한다.

④ 오염된 공기를 피해 서늘하고 공기가 잘 통하는 곳이 좋다. 용기는 옮기지 말아야 한다.

⑤ 표면에 엷은 흰 막과 술 냄새가 나면 1단계 식초가 완성된 것이다. 그렇지 않고 강한 신 냄새와 함께 두꺼운 막이 생겼을 경우엔 다시 담아야 한다.

보관과 사용 방법

① 햇빛이 통하지 않는 불투명 용기에 보관한다.

② 사용할 때마다 2~3배의 물로 희석한다.

◉식초가 우리 몸에 주는 효능

초산 등 60종 이상이 함유된 유기산이다.

식초의 주요 성분은 초산인데, 탄소를 함유한 유기산으로 식용산의 한 종류이기도 하다. 이 밖에 다양한 아미노산, 호박산, 주석산 등 60종 이상의 유기산이 함유되어 있다.

식초에는 미네랄이나 비타민 등을 비롯해 섬유질이 전혀 들어 있지 않다. 하지만 영양소가 들어 있는 식품에 첨가시키면 조리할 때 영양소의 파괴를 방지해 주고, 체내 흡수율을 높여 준다. 예를 들면 체내 흡수가 어려운 비타민 C나 칼슘을 섭취 할 때 흡수율을 높여준다.

비타민 C의 흡수를 도와준다.

우리 몸의 필수 영양소인 비타민 C는 생야채나 과일 등에서 섭취하는 소량의 영양소인데, 열에 약해서 조리할 때 특별히 주의를 기울여야 한다.

하지만 파괴되기 쉬운 비타민 C를 보호하고 효능을 향상시 켜 주는 파트너 식품이 바로 식초이다. 예를 들면 식초에 절인 야채처럼 소금에 절인 야채도 비타민 C를 보호한다.

우리 신체에 비타민 C를 보급해 주는 양배추는 저장하기 쉬 운 식품 중의 하나이다. 양배추는 고기 성분을 증강시켜 주기 때문에 육식을 많이 섭취하는 독일에서 많이 활용되고 있다.

소금에 절인 양배추는 오래 저장하면 짜지면서 먹을 수가 없 지만, 식초에 절인 양배추는 강한 살균력 때문에 오랫동안 저 장할 수가 있다. 또한 비타민 C를 유지시켜 주기 때문에 질병 을 예방할 수가 있다.

식초는 야채뿐만 아니라 곡류 성분을 비롯해 해조류 성분을 상승시켜 주는 효과가 있다. 이러한 상승 효과를 잘 활용하면 기존 영양소에서 2배 이상의 효과를 얻어낼 수가 있다.

유산을 분해해 피로회복에 좋다.

정신적 노동이나 육체적 노동 후에는 많은 에너지가 소비되고 유산만 남는다. 유산이 많이 쌓이면 뇌를 자극해 정신이 불안정해지고, 화를 잘 내면서 초조해진다. 더구나 조직에서 단백질과 결합되면 유산단백으로 변하는데, 이것은 요통의 원인으로 작용한다. 따라서 식초의 유기산은 비타민 B1의 작용으로 구연산이 되고, 유산은 화학 반응을 일으켜 물과 탄산가스로 분해되면서 피로가 회복되는 것이다.

동맥경화나 고혈압을 예방해 준다.

탁해진 혈액을 맑게 해주고 유산 과잉으로 나타나는 동맥경화를 예방해 준다. 이것은 식초에 들어 있는 아세트산에 의해 해결되는 것이다.

조직세포를 활성화시켜 준다.

식초는 몸에 좋은 콜레스테롤을 향상시켜 주고 신진대사나 조직세포 등도 활성화시켜 준다.

다이어트에 좋다.

몸 속에서 과잉 영양분과 글리코겐은 지방으로 변화되어 쌓이게 된다. 식초 성분에는 이런 지방을 분해시켜 주는 성분이 들어 있어 다이어트에 효과가 있다.

위산 분비를 촉진시켜 준다.

식초의 신맛은 소화기 신경을 자극해 소화 흡수율을 높이고 장 기능을 원활하게 해준다. 또한 살균력으로 장내 환경이 개선되어 변비나 치질 등에도 효과가 있다.

부신 피질 호르몬을 생성한다.

당뇨병과도 관계가 있는 부신 피질 호르몬을 생성해낸다.

이뇨작용을 돕는다.

식초는 배뇨 관계를 원활하게 만들어준다.

살균력이 있어 질환을 예방해 준다.

강한 살균력과 방부제 및 항균작용이 있어 치명적인 식품의 박테리아를 멸균시켜 준다.

음주 후 숙취에 도움이 된다.

음주로 체내에 쌓이는 유산화를 분리해 배출시킨다.

다른 영양소의 흡수를 돕는다.

비타민 C나 다른 식품의 영양 성분을 효율적으로 섭취하게 도와준다.

피부를 윤택하게 해준다.

혈액순환을 도와 세포에 골고루 영양분을 전달해 주기 때문에 피부 신진대사가 향상된다.

★효소 발효액 담그는 방법

1. 효소 재료로 산야초를 채취해 준비해 둔다.

단, 품목의 산야초로 충분한 약효가 없다면 채소나 과일 등을 첨가해도 괜찮다.

2. 채취한 재료를 깨끗이 씻어 적당하게 잘라 설탕과 버무려준다.

보통 채취한 산야초를 깨끗이 씻은 다음 4~10㎝ 크기로 자른다. 자른 다음에 씻으면 약효가 물기와 함께 빠져나가기 때문이다. 그런 다음 물기가 빠졌을 때 설탕과 버무려주면 된다. 설탕은 재료와 1대 1인데, 설탕이 부족하면 곰팡이가 생기기 때문에 가능한 한 설탕이 재료보다 많아야 한다. 노란설탕이 가장 좋다.

3. 1차 발효는 3~6개월 숙성이 적당하다.

산야초를 설탕과 버무린 다음 최소한 24시간 이상 두면서 숨을 죽인다. 그런 다음 항아리에 차곡차곡 쌓으면서 중간에 설탕을 뿌려준다. 마지막 내용물 위에 설탕을 듬뿍 뿌려준 다음 삼베 천으로 항아리를 밀봉해 1차로

3~6개월 발효시키면 된다. 이때 내용물에 설탕의 침전이나 부패를 막기 위해 담근 후 2~3일 후부터 3일마다 한 달 동안은 심하게 흔들어준다.

4. 2차 발효는 6~12개월 이상 숙성시키면 좋다.

　1차로 3~6개월 이상 발효시킨 다음 건더기를 건져내고 엑기스만 담아 밀봉한 후 최소 6개월에서 최대 2~3년까지 숙성시킨다. 이때 한 달에 한 번 이상 침전을 막아주기 위해 항아리를 흔들어준다.

　효소는 오래 묵을수록 효능이 뛰어나다. 완전하게 숙성된 효소지만 설탕이 적게 들어가면 식초나 술 맛이 난다. 하지만 설탕이 많이 들어가면 그만큼 발효가 늦어진다. 만약 엑기스가 걸쭉하지 않으면 설탕이나 시럽을 넣어야 제대로 발효가 된다.

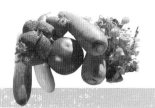

Part 1

과일로 만드는
천연 발효 식초

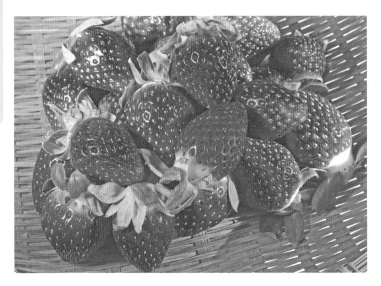

혈액을 맑게 해주고 저혈압에 좋은

딸기 식초

Dr's advice

딸기에는 안토시아닌이 많이 포함되어 있어서 암을 예방하고 회복에도 좋은 효능을 보여준다. 비타민 C가 풍부한 딸기는 인체의 면역력을 강화시켜 주기 때문에 여러 질병 예방에 좋다. 또한 스트레스를 해소하는 데 도움을 주고 호르몬을 조정하는 부신피질의 기능을 활성화시켜 줌으로써 피로회복과 체력증진을 해준다.

생태와 특징

딸기속. 여러해살이풀. 전국. 밭에서 재배하고, 꽃은 4~6월에 흰색 취산화서로 피며, 열매는 달걀 모양 수과로 6월에 붉은색으로 여문다.

식용하는 딸기는 씨방이 발달하여 과실이 되는 다른 과실과 달리 꽃턱이 발달한 것으로, 씨가 열매 속에 없고 과실의 표면에 있다.

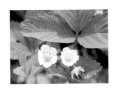

딸기의 효능

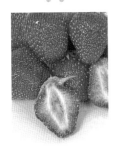

딸기에 많은 비타민 C는 여러 가지 호르몬을 조정하는 부신피질 기능을 활발하게 하므로 체력 증진에 효과가 있다.

딸기는 과일 중 비타민 C의 함량이 가장 높아(100g당 80mg) 귤보다 1.5배, 사과보다는 10배가 많다. 딸기 6~7알이면 하루 필요한 비타민 C를 모두 섭취할 수 있게 된다. 흔히 딸기에 설탕을 뿌려서 먹는데, 비타민 B가 손실되기 때문에 그냥 먹는 것이 좋다.

딸기에는 멜라닌을 억제하는 효능이 들어 있기 때문에 기미 예방이나 피부 건강에 효과적일 뿐만 아니라 딸기에 들어 있는 엘라그산 성분이 피부 콜라겐의 파괴와 피부 염증을 차단시켜 주며 황산화 물질인 안토시아닌이 풍부해서 활성산소로부터 피부를 보호해 주므로 '회춘' 과일이라고도 부른다.

특히 딸기 즙은 담배 연기에 함유된 발암 인자의 독성을 중화시켜 준다. 창백한 안색, 주름살, 여드름, 무좀, 충혈된 눈, 편도선염, 신경쇠약, 저혈압 등에 효과가 있을 뿐만 아니라 혈액을 맑게 해준다고 한다.

딸기 천연 발효 식초 만들기

준비할 재료

딸기 2kg, 사과식초 200㎖, 소독한 병, 삼베, 고무줄

1 채취한 딸기의 꼭지를 제거한다.

2 ❶을 깨끗이 씻은 다음 과즙 모양이 될 때까지 으깬다.

70°
3분간
가열

3 ❷를 냄비에 넣어 70도에서 3분간 가열해 살균시킨다.

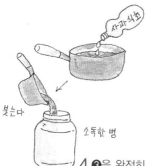

4 ❸을 완전히 식힌 다음 사과식초를 넣고 소독한 병에 붓는다.

삼베
고무줄

5 ❹의 주둥이를 삼베로 덮고 고무줄로 묶는다.

서늘한 곳
3~4개월
숙성

6 ❺를 서늘하고 통풍이 잘 되는 곳에서 3~4개월 숙성시킨다.

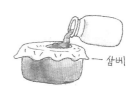

삼베

7 ❻을 삼베로 여과시켜 건더기를 걸러내면 완성된다.

항암 효과가 뛰어나고 혈전 생성을 억제하는

포도 식초

Dr's advice

포도는 몸 안에 있는 노폐물과 독소를 배출시키고 병든 세포를 제거해서 깨어진 몸의 균형을 되찾아준다. 포도의 해독작용은 몸 속 독성을 제거하는 역할을 하므로, 간의 부담을 많이 덜어준다. 포도 껍질과 포도에는 레스베리트롤이라는 성분이 있어, 항암 효과가 뛰어나다. 포도의 식물 성분인 플라보노이드는 혈전 생성을 억제해 주고 동맥경화와 심장 질환 예방에도 효과가 있다.

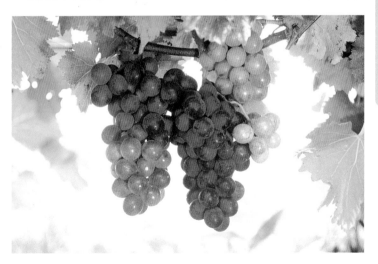

생태와 특징

장과(漿果)이며, 7~8월에 갈자색으로 익는다. 향미가 좋고 과즙이 풍부하여 널리 이용되는 과일이다. 성숙함에 따라 당분이 증가하고 산이 감소하며, 완숙하면 당분이 최대가 된다. 당분은 보통 14~15%이다. 향미 성분으로는 여러 가지 유기산이 있는데, 주석산과 사과산이 대부분을 차지한다.

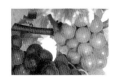

포도의 효능

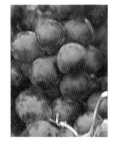

포도는 노폐물을 배출시키고 몸 속 독소를 제거해 주며 몸 안에 있는 노폐물과 독소를 배출시키고 병든 세포를 제거해서 깨어진 몸의 균형을 되찾아준다.

또한 포도의 해독작용은 몸 속 독성을 제거하는 역할을 하므로, 간의 부담을 많이 덜어주어 간이 좋지 않은 사람들은 포도즙을 많이 마시면 좋다.

포도는 과당이 풍부하여 피로회복에 도움을 준다. 또한 유기산 등의 영양소가 많아서 원기회복과 피로회복을 돕는다.

포도 껍질과 포도에는 레스베리트롤이라는 성분이 있어, 항암 효과가 뛰어나고 포도의 식물 성분인 플라보노이드는 혈전 생성을 억제해 주고 동맥경화와 심장 질환 예방에도 효과가 있다. 포도는 혈액순환을 도와주어서 부종을 가라앉히는 역할을 하기도 한다.

포도 천연 발효 식초 만들기

준비할 재료

포도 2kg, 설탕 200g, 끓여서 식힌 물 1,300cc, 소독한 항아리,
삼베, 고무줄

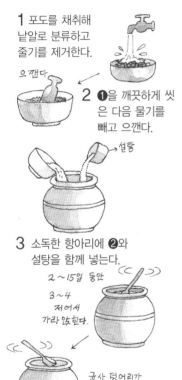

1 포도를 채취해
낱알로 분류하고
줄기를 제거한다.

으깬다

2 ❶을 깨끗하게 씻
은 다음 물기를
빼고 으깬다.

설탕

3 소독한 항아리에 ❷와
설탕을 함께 넣는다.

2~15일 동안

3~4
저어서
가라앉힌다.

균사 덩어리가
생기면
걷어 낸다.

4 2일 후부터 15일 동안 매일 3~4회
저어서 건더기를 가라앉힌다.(여름철
에 두터운 균사 덩어리가 위에 생기
면 걷어내야 한다)

5 ❹를 3주 정도 발효시키면 알코
올(12% 정도)이 된다.

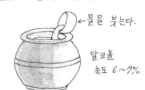

물을 붓는다.

알코올
농도 6~7%

6 ❺에 물을 부어 희석시켜 알코올
농도를 6~7% 정도로 낮춘다.

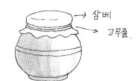

삼베

고무줄

7 ❻의 주둥이를 삼베로 덮고
고무줄로 묶는다.

8 ❼을 서늘하고 통풍이 잘 되
는 곳에서 4~5개월 발효시
키면 초산이 된다.

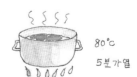

80℃

5분 가열

9 ❽을 여과시켜 80℃에서 5분
정도 가열해 살균시키면 완성
된다.

토마토 식초

Dr's advice

토마토는 비타민 C와 A가 풍부해서 항산화 작용이 뛰어나다고 한다. 리코펜이라는 성분이 풍부하게 들어 있어서 토마토를 꾸준히 먹으면 전립선암의 발생률을 50%나 낮춰주고 이 외에도 다른 기타 암들, 그리고 심근경색, 각종 질병 예방에도 좋다. 면역력 강화에 도움을 주어 성인병이나 백내장, 당뇨병을 예방해 주며 기관지염이나 노화방지에도 좋다.

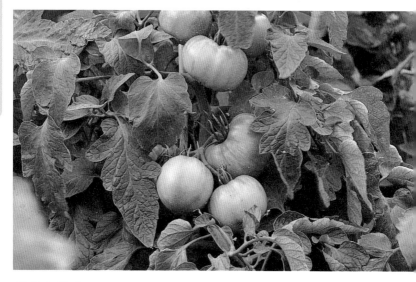

생태와 특징

일년감이라고도 한다. 남아메리카 서부 고원지대 원산이고 높이 약 1m이다. 가지를 많이 내고 부드러운 흰 털이 빽빽이 난다. 잎은 깃꼴겹잎이고 길이 15~45cm이며 특이한 냄새가 있다. 작은잎은 9~19개이고 달걀 모양이거나 긴 타원 모양이며 끝이 뾰족하고 깊이 패어 들어간 톱니가 있다.

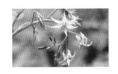

토마토의 효능

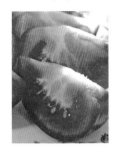

토마토는 혈압을 낮춰 고혈압에 효과적이다. 혈관 속의 콜레스테롤을 만드는 활성산소의 작용을 억제해 혈액의 흐름을 원활하게 하고 혈압을 내려주는 비타민 C와 루틴이 풍부해 매일 아침 공복에 토마토를 한두 개 먹거나 매일 2~3잔의 생토마토 주스를 마시면 고혈압 환자에게 좋다.

토마토에 들어 있는 비타민 C가 다른 과일보다 훨씬 많고, 토마토의 노란 부분에 많은 비타민 A는 항산화 효과가 뛰어나고 암이나 뇌졸중·심근경색과 같은 질환에 효과가 있으며, 무엇보다 토마토의 붉은색을 내는 색소인 리코펜은 탁월한 항암제로, 익혀 먹으면 몸에 흡수가 더 잘 된다.

또 비타민 A·C·E 등 비타민이 풍부하게 함유되어 있어서 자주 먹으면 치매와 같은 퇴행성 질환을 예방하는 데 좋고, 나이가 들면 뼈에서 칼슘이 빠져나가 골다공증이 많이 발생하게 되는데 토마토 속의 비타민 K는 칼슘이 빠져나가는 것을 막아주어서 뼈를 튼튼하게 유지하는 효능이 있다.

불면증에 효과가 있으며 활성 산소는 핏속에 있는 콜레스테롤을 산화시켜 동맥을 굳게 하거나 세포를 손상시켜 암이나 노화를 촉진하는데, 토마토의 리코펜은 이런 활성 산소의 작용을 억제한다.

토마토 천연 발효 식초 만들기

토마토 1.5kg, 백설탕 150g, 소독한 병, 모시 천, 고무줄

1 꼭지를 제거한 토마토를 깨끗이 씻어 물기를 닦는다.

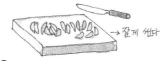

→ 잘게 썬다

2 ❶의 껍질을 벗긴 다음 잘게 썬다.

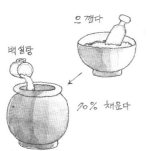

으깬다

백설탕

90% 채운다

3 ❷를 으깨어 소독한 항아리에 70% 정도 채운 다음 백설탕을 붓는다.

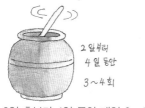

2일부터
4일 동안

3~4회

4 2일 후부터 4일 동안 매일 3~4회 저어 건더기를 가라앉힌다.

5 ❹를 서늘한 곳에서 3~4일 정도 발효시킨다.

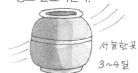

서늘한 곳

3~4일

완전 밀봉 10일

6 ❺를 완전 밀봉해 10일을 더 발효시킨 다음 모시 천을 받쳐 건더기 70%를 제거한다.

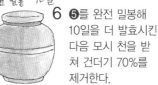

모시 천
건더기 70% 제거

7 ❻을 25℃에서 초산발효 시킨 다음 10℃에서 4~5개월 숙성시킨다.

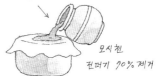

25℃
초산발효

10℃
에서
4~5개월

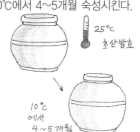

8 ❼을 여과시켜 80℃에서 5분 정도 가열해 살균시키면 완성된다.

방울토마토 식초

Dr's advice

방울토마토의 노란 부분에 특히 많은 비타민 A는 항산화 효과가 뛰어나고, 붉은색을 내는 색소인 리코펜은 탁월한 항암제로, 익혀 먹으면 흡수가 더욱 잘 된다. 리코펜은, 핏속에 있는 콜레스테롤을 산화시켜 동맥을 딱딱하게 하거나 세포를 손상시켜 암이나 노화를 부르는 활성 산소의 작용을 억제한다.

과일로 만드는 천연 발효 식초

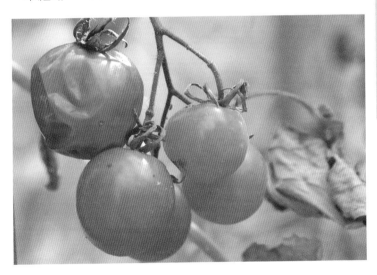

생태와 특징

일반 토마토(Lycopersicon esculentum)와 같이 라틴아메리카 서부 고원지대가 원산이다. 높이는 1m 안팎이다. 잔가지가 많고, 흰 털이 빽빽이 나 있다. 잎은 깃꼴겹잎이고, 끝에 깊은 톱니가 나 있다. 꽃은 품종에 따라 꽃송이당 10~20개로 편차가 심하다. 노지에서 재배할 경우 보통 5~8월에 노란색 꽃이 핀다. 꽃이삭 하나에 여러 송이씩 달리고, 꽃받침은 바소꼴이다.

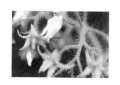

방울토마토의 효능

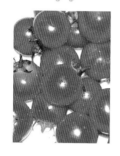

　　방울토마토의 노란 부분에 많은 비타민 A는 항산화 효과가 뛰어나고, 붉은색을 내는 색소인 리코펜은 탁월한 항암제로 익혀 먹으면 흡수가 더욱 잘 된다. 리코펜은 핏속에 있는 콜레스테롤을 산화시켜 동맥을 굳게 하거나 세포를 손상시켜 암이나 노화를 부르는 활성 산소의 작용을 억제한다.

　　또한 모세혈관을 강화하고 혈압을 낮추는 비타민 C와 루틴이 풍부하여 매일 아침 공복에 신선한 토마토 1~2개를 2주 정도 먹으면 고혈압을 예방할 수 있고 혈전이 생기는 것을 막아 뇌졸중이나 심근경색을 예방하는 효과가 있다. 이외에도 체내 수분을 조절하여 신장 기능이 좋지 않거나 부종이 있는 사람에게 효과가 있으며, 수박과 함께 먹으면 당뇨를 예방한다. 유기산이 신진대사를 촉진해 피로 물질을 빠르게 없애주는 효과가 있을 뿐만 아니라 지방의 연소를 도와 식욕 부진과 속이 거북한 증상을 개선한다.

방울토마토 천연 발효 식초 만들기

준비할 재료

방울토마토 1kg, 현미식초 100㎖, 소독한 병, 모시 천, 고무줄

1 방울토마토는 물로 깨끗이 씻은 후 꼭지를 제거한다.

2 ❶을 마른 수건이나 키친타월로 물기를 닦아낸다.

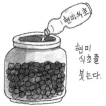

현미 식초를 붓는다.

3 소독한 병에 ❷를 70% 정도 채우고 현미식초를 붓는다.

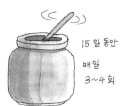

15일 동안

매일 3~4회

4 2일 후부터 15일 동안 매일 3~4회 저어준 후 건더기를 가라앉힌다.

5 모시 천으로 주둥이를 싼 다음 고무줄로 묶는다.

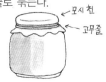

모시 천

고무줄

6 ❺를 통풍이 잘 되는 서늘한 곳에서 1개월 정도 숙성시킨다.

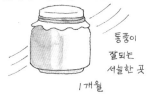

통풍이 잘되는 서늘한 곳

1개월

7 ❻을 모시 천으로 받쳐 건더기를 걸러낸다.

모시 천

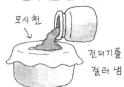

건더기를 걸러 냄

8 ❼의 엑기스를 80℃에서 5분 정도가열해 살균시키면 완성된다.

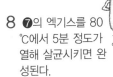

멜론 식초

Dr's advice

멜론에는 우리 몸의 항산화 작용과 유해산소를 제거하는 베타카로틴 성분
보다 더 강력한 리코펜이라는 성분이 함유되어 있어 암을 예방하는 데 효
능이 있다. 또한 멜론에는 피로 회복을 돕는 비타민 A · B · C와 같은 성
분이 함유되어 있어 피로회복에 도움을 준다.

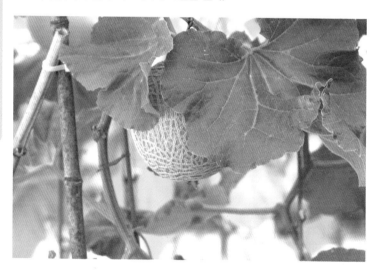

생태와 특징

　북아프리카, 중앙 아시아 및 인도 등을 원산지로 보고 있으나 중동에도 야생
형을 재배하고 있기 때문에 단정하기 어렵다. 잎은 어긋나고 자루가 길며 3~
7개로 갈라진 손바닥 모양의 잎이고 덩굴손이 잎과 마주난다. 꽃은 잡성 1가화
(一家花)이고 수꽃, 암꽃 및 양성화(兩性花)가 있다. 전체에 거센 털이 있다. 열
매는 둥글고 과육은 백색, 담녹색 및 황등색 등이다. 냉동해서 생식하거나 아
이스크림, 주스 등에도 이용한다.

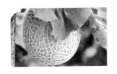

멜론의 효능

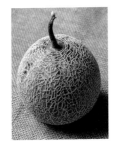

멜론에는 우리 몸의 항산화 작용과 유해산소를 제거하는 베타카로틴 성분보다 더 강력한 리코펜이라는 성분이 함유되어 있어 암을 예방하는 데 효능이 있다.

피로 회복을 돕는 비타민 A · B · C와 같은 성분이 함유되어 있어 피로회복에 도움을 주고 멜론에 풍부하게 함유되어 있는 섬유질은 변비에 좋다.

멜론에는 우리 몸의 혈액 응고를 방지하고 점도를 낮추어 주어 심장 질환이나 뇌졸중 예방에 좋다.

술 마신 다음 날 멜론 주스를 한잔 마시면 간의 회복을 도와주는 효과가 있어 숙취 해소에 좋고, 또한 멜론에 함유되어 있는 항산화 효소는 스트레스를 가라앉히는 데 효능이 있다.

멜론 천연 발효 식초 만들기

준비할 재료
멜론 1kg, 현미막걸리 1ℓ, 소독한 병, 모시 천, 고무줄

1 멜론을 세로로
8등분으로 자른다.

2 ❶을 병에 차곡차곡 담는다.

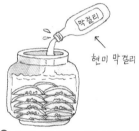

현미 막걸리

3 ❷에 현미막걸리를 붓는다.

모시 천
고무줄

4 ❸의 주둥이를 모시 천으로
덮고 고무줄로 묶는다.

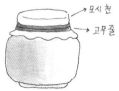

5 서늘한 곳에서 4~5일 보관한
다음 모시 천을 받쳐 건더기를
걸러낸다.

4~5일

건더기

→ 모시 천

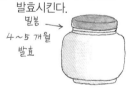

6 ❺를 밀봉해 4~5개월
발효시킨다.

밀봉
4~5 개월
발효

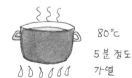

80℃
5분 정도
가열

7 ❻을 완전히 여과시켜 80℃에서
5분 정도 가열해 살균시킨다.

혈관의 노화방지 및 스트레스 해소에 좋은
키위 식초

Dr's advice

키위의 비타민 C 함류량은 사과의 20배, 귤의 5배가 함유되어 있을 정도로 많아 비타민 C의 결정체라고 할 수 있다. 비타민 C는 기미와 주근깨를 예방하고, 혈관의 노화방지 및 스트레스 해소에 큰 효과가 있다. 또한 키위에 다량 함유된 칼륨은 혈압을 낮추어주며, 식물 섬유질로 인해 변비 방지와 콜레스테롤 수치를 낮추는 데 큰 효능이 있다.

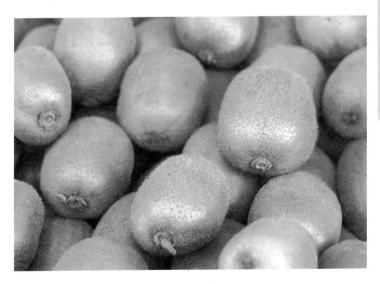

생태와 특징

중국과 타이완이 원산지이지만 지금은 뉴질랜드와 캘리포니아에서 상업적으로 재배한다. 달걀 모양의 키위는 껍질이 갈색을 띤 녹색으로 털이 나 있으며, 단단하고 투명한 과육의 가운데에 자줏빛이 도는 검은색의 식용 가능한 씨가 있다. 구스베리와 비슷한 약간 신맛이 난다.

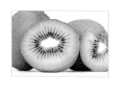

키위의 효능

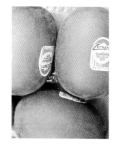

키위는 식물성 영양과 무수한 비타민과 미네랄이 포함되어 있다. 마치 심장의 건강을 보호하는 아스피린처럼 혈액을 묽게 하는 기능을 인정받고 있고, 키위를 즐겨 먹는 아이들은 호흡기 질환인 천식 및 호흡곤란에 걸릴 가능성을 줄여준다.

콜레스테롤 조절, 대장 내 독소 제거, 대장 및 전립선 암 예방, 혈당조절, 활성산소로부터 DNA 보호, 피부암 억제, 피부 검버섯 생성 예방 및 치료를 하는 키위에는 모발 건강에 좋은 아미노산, 판토텐산, 엽산, 티로신 등이 들어 있다. 키위의 비타민 C 함유량은 사과의 20배, 귤의 5배가 함유되어 있을 정도로 많아 비타민 C의 결정체라고 할 수 있다.

비타민 C는 기미와 주근깨를 예방하고, 혈관의 노화방지 및 스트레스 해소에 큰 효과가 있다. 또한 키위에 다량 함유된 칼륨은 혈압을 낮추어줄 뿐만 아니라 식물 섬유질로 인해 변비 방지와 콜레스테롤 수치를 낮추어주는 큰 효능이 있다.

키위 천연 발효 식초 만들기

키위 1kg, 현미식초 100㎖, 유리병, 삼베, 고무줄

1 칼, 도마, 유리병, 스테인리스 그릇
등을 끓는 물에 소독한다.

2 키위의 껍질을
벗겨 잘게 썬다.

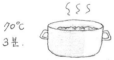

3 ❷를 스테인리스 그릇에 담아 과즙
모양이 될 때까지 으깬다.

70℃
3분.

4 ❸을 냄비에 담아 70℃에서 3분간
가열해 살균시킨다.

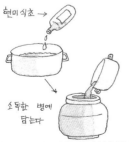

현미식초 →

소독한 병에
담는다

5 ❹를 식힌 다음 현미식초를 넣고
소독한 병에 담는다.

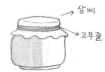

삼베

고무줄

6 ❺의 주둥이를 삼베로 덮고
고무줄로 묶는다.

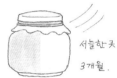

서늘한 곳

3개월.

7 ❻을 서늘하고 통풍이 잘 되는
곳에서 3개월간 발효시킨다.

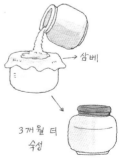

삼베

3개월 더
숙성

8 ❼을 삼베로 여과시켜 건더기를
걸러낸 다음 3개월 더 숙성시킨다.

53

항산화작용이 뛰어나며 항암 기능이 있는

복분자 식초

Dr's advice

복분자는 잘 익을수록 까만색을 띤다. 이 까만 색소 성분인 파이토캐미컬인 안토시아닌이 우리 몸에 섭취가 되었을 때 굉장히 좋은 효과를 보인다. 안토시아닌은 세포에 무리한 활성산소의 생성을 억제해 우리 몸에 있는 세포의 파괴와 노화를 방지할 수 있다. 즉, 활성산소를 없애는 것이 중요한 것이 아니라 산화 능력과 항산화 능력의 균형을 이루는 것이 중요한데 복분자는 산화와 항산화의 균형을 맞추는 데 도움을 준다.

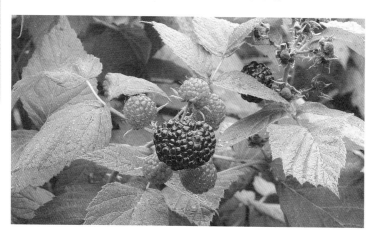

생태와 특징

복분자(覆盆子)는 장미과에 속하는 야생 나무딸기의 생약명으로, 복분자딸기는 주로 계곡과 산기슭의 햇빛이 잘 들고 토양이 좋은 곳에서 자라는 낙엽성의 작은키나무다. 5~6월에 흰색 꽃이 피며 7~8월에 검은색 열매가 익는다. 복분자라는 이름은 이 열매를 먹으면 요강이 뒤집힐 만큼 소변줄기가 세어진다는 민담에서 유래되어 '엎어질 복(覆), 요강 분(盆), 아이 자(子)' 라는 이름을 얻었다.

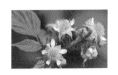

복분자의 효능

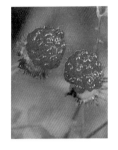

복분자는 그 성질이 따뜻하기 때문에 몸이 차가운 체질인 사람에게 좋으며 혈액순환에도 효과가 있다고 알려져 있다. 또한 붉은 열매들의 특징인 폴리페놀이라는 성분이 다량 들어 있기 때문에 항암 기능 또한 있다고 알려져 있다.

복분자는 여성과 남성 모두의 성 기능 강화에 도움을 주는 식품이다. 성 호르몬 분비를 촉진시켜 주며 정력 감퇴, 조루증을 해결해 준다. 또, 소변을 잘 보게 해주는 효과도 있다.

복분자는 신장에 좋은 음식으로 신장에 생기는 각종 질환을 예방해 주며 특히 탈모에 좋다고 알려져 있다.

복분자는 간에 좋은 음식으로 술을 먹은 뒤 복분자를 먹으면 숙취 해소에 도움을 주며 복분자 주스나 즙, 엑기스 등을 꾸준히 섭취해 주면 간 기능을 강화해 만성 피로를 해결해 주는 효과를 볼 수 있다. 또한 복분자는 간에 생기는 여러 질환도 예방해 준다고 한다.

복분자는 항산화작용이 뛰어나며 각종 비타민이 많이 들어 있기 때문에 피부노화 및 기타 노인성 질환을 예방하는 데 효과적이라고 알려져 있으며 특히 꾸준히 복분자를 섭취하면 피부를 매끄럽고 하얗게 해주는 효과가 있다고 한다.

복분자 천연 발효 식초 만들기

복분자 2.5kg, 청주 1.5병, 소독한 유리병, 모시 천, 고무줄

1 복분자를 깨끗이 씻어 물기를 제거한다.

2 ❶을 유리병에 담는다.

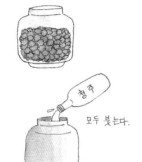

모두 붓는다.

3 ❷에 청주를 모두 붓는다.

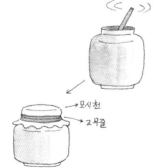

→모시 천
→고무줄

4 골고루 섞은 다음 모시 천으로 덮고 고무줄로 묶는다.

20~30℃
1개월 발효.

5 ❹를 20~30℃에서 1개월 동안 발효시킨다.

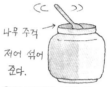

나무 주걱 →
저어 섞어 준다.

6 ❺의 표면에 산막 효모가 생기면 나무 주걱으로 저어 섞어준다.

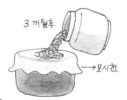

3개월후
→모시천

7 3개월 후 모시 천으로 받쳐 건더기를 걸러낸다

80℃
5분 가열
살균

8 ❼을 모시 천으로 완전히 여과시켜 80℃에서 5분 정도 가열해 살균시킨다.

혈액순환을 촉진하고 피로를 풀어주는

앵두 식초

Dr's advice

앵두는 과당과 포도당이 주성분이며 사과산을 비롯한 구연산, 달콤한 맛의 유기산 성분이 함유되어 있다. 바로 이 유기산 성분이 우리 몸이 피로할 때 신진대사를 활성화시켜 주어 피로를 풀어준다. 앵두에는 비타민 A · C 가 풍부하게 들어 있으며 펙틴 성분(식이 섬유소)이 함유되어 있어 대장 운동을 원활하게 해준다.

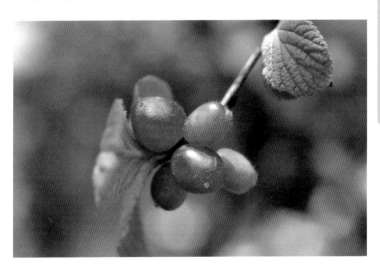

생태와 특징

앵두과에 속한 낙엽활목으로 높이 1~3m이고 잎은 난형 또는 타원형이다. 4월에 흰 꽃이 피며 핵과는 구형인데 속씨가 과육에 비해 큰 편이다. 과즙에는 상쾌한 신맛이 있다. 인가 부근에 많이 심어 왔는데 가정용 과수로 좋다. 탄수화물이 8.3%로 주성분이고 새큼한 맛의 성분은 사과산과 구연산 등의 유기산인데 1.5% 가량 들어 있다.

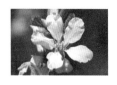

앵두의 효능

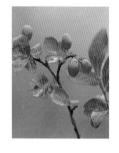

앵두의 새콤한 맛의 성분은 사과산과 구연산 등의 유기산인데, 이 유기산은 체내에서 신진대사를 도와주며 피로를 풀어주는 효능이 있다.

또한 혈액순환을 촉진하고 수분대사를 활발하게 하는 성분이 함유되어 있어 부종에 좋으며, 앵두는 동상에 걸렸을 때 즙을 내어 바르면 효능이 있다.

앵두에는 비타민 A · C가 풍부하게 함유되어 있어 꾸준히 섭취하면 피부미용에 좋고 폐 기능을 향상시켜 주어 가래를 없애고 소화기관을 튼튼하게 해준다.

앵두의 주요 성분은 단백질, 지방, 당질, 섬유소, 회분, 칼슘, 인, 철분, 비타민 A · B1 · C 등이다. 사과산, 시트르산 등의 유기산이 들어 있으며, 붉은 빛깔의 색소는 안토시안계로 물에 녹아 나온다.

혈액순환을 촉진하고 수분대사를 활발하게 하는 성분이 들어 있어 부종을 치료하는 데 좋고, 폐 기능을 도와주어 가래를 없애고 소화기관을 튼튼하게 하여 혈색을 좋게 한다.

앵두 천연 발효 식초 만들기

준비할 재료

앵두 1kg, 황설탕 1kg, 현미식초 1ℓ, 유리병, 모시 천, 고무줄

1 앵두를 깨끗이 씻어 물기를 제거한다.

2 ❶을 유리병 70%까지 채운다.

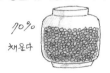

70%
채운다

20~30℃
1개월 발효

5 ❹를 20~30℃에서 1개월 동안 발효시킨다.

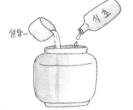

설탕

3 ❷에 설탕과 식초를 붓는다.

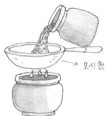

모시천

6 ❺를 모시 천으로 받쳐 건더기를 걸러낸다.

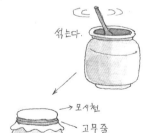

섞는다.

모시천
고무줄

4 ❸을 골고루 섞은 다음 모시 천으로 덮고 고무줄로 묶는다.

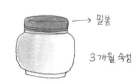

밀봉

3개월 숙성

7 ❻을 밀봉해 3개월 정도 숙성시키면 좋은 식초가 탄생된다.

매실 식초

Dr's advice

매실에는 살균과 피로회복에 뛰어나고 칼슘 흡수를 촉진하는 구연산과 사과산이 풍부하다. 스트레스로 칼슘의 소모가 많아 체질이 심하게 산성화되어 초조감이나 불면증에 시달리는 현대인에게 좋다. 매실의 신맛은 위액의 분비를 촉진하고 정상화시키는 작용이 있어 위산 과다와 소화불량에 모두 효험을 보인다.

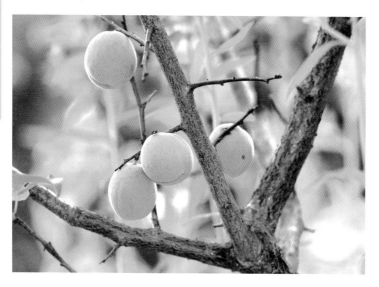

생태와 특징

장미과의 과수로 원산지는 중국의 중부에서 남부까지 일본, 대만, 중국, 한국에서 주로 재배되고 있다. 과실은 산을 4~5% 함유하여 산미가 강하기 때문에 거의가 가공에 이용된다. 품종은 소립종, 중립종 또는 대립종 등이 있다. 과실의 주성분은 구연산, 사과산으로 당분은 1% 이하로 적다.

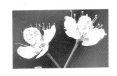

매실의 효능

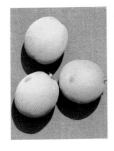

매실은 여름철의 갈증 해소뿐만 아니라 살균과 항균작용을 도와주어 식중독을 예방하기 때문에 여름철에 꼭 필요한 식품이다. 무엇보다 매실의 가장 큰 장점은 위장 운동을 돕는다는 것이다. 매실의 신맛이 소화액을 촉진시켜 소화불량을 해소하고 위장장애를 치료한다. 또 매실은 과다 분비되는 위산을 조절하며 과식이나 배탈에도 효과가 있다.

스트레스와 만성피로에 시달리는 현대인은 매실을 꾸준히 복용할 필요가 있다.

매실의 유기산은 신진대사를 활발히 하고 피로를 회복하는 효과를 가지고 있다. 특히 스트레스로 인한 칼슘의 소모는 매실의 풍부한 칼슘이 보충해 주며, 구연산과 사과산은 칼슘 흡수를 돕는 역할을 하기 때문에 현대인에게는 안성맞춤이라 할 수 있다. 매실의 풍부한 칼슘은 여성에게 좋은 식품이라는 것을 말해 준다.

여성에게 칼슘이 부족하면 빈혈이나 생리불순, 골다공증이 올 수 있으며, 이 때 매실을 먹게 되면 이러한 증상을 완화시킬 수 있다. 게다가 장의 연동운동을 도와 변비를 해소하고, 매실에 있는 비타민은 피부미용의 효과까지 얻을 수 있다.

매실 천연 발효 식초 만들기

매실 1kg, 흑설탕 700g, 병, 모시 천, 고무줄

1 유리병을 뜨거운 물로 소독한다.

2 매실을 깨끗이 씻은 다음
물기를 제거한다.

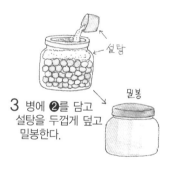

설탕

밀봉

3 병에 ❷를 담고
설탕을 두껍게 덮고
밀봉한다.

15일 동안
매일 뒤집는다.

4 2일 후부터 15일 동안 매일
병을 뒤집어 설탕을 잘 녹게 한다.

5 ❹를 응달진 서늘한 곳에서
3~4개월 동안 숙성시킨다.

6 ❺의 밀봉을 떼고
모시 천을 받쳐
건더기를 걸러낸다.

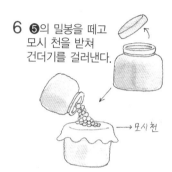

→ 모시 천

7 ❻의 건더기를 병에 담아
소주를 붓고 6개월이
지나면 매실주가
된다.

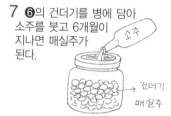

소주

건더기
매실주

8 ❼의 엑기스를 약한 불에 2분 정도
가열해 살균시킨다.

엑기스를
약한 불로
2분 가열

9 ❽을 식힌 다음 밀봉해 냉장고에
보관하면 된다.

가래를 삭히고 풍을 없애주는

보리수 식초

Dr's advice

열매와 잎, 줄기, 뿌리를 모두 약으로 쓴다. 보리수나무 열매는 옛날부터 기침, 가래, 천식을 치료하고 설사를 멎게 하는 데 특효가 있는 것으로 이름이 높았다. 잎이나 잔가지는 설사를 멎게 하거나 출혈을 멈추게 하는 데 썼고, 줄기를 알코올 중독을 푸는 데 쓰기도 했다.

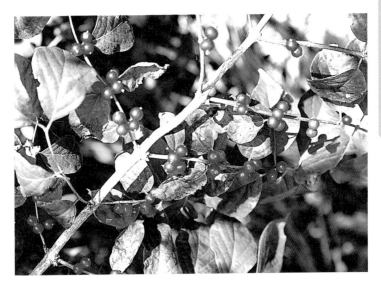

생태와 특징

인도 원산이다. 가지가 뻗어서 한 포기가 작은 숲을 형성할 정도로 무성하다. 원산지에서는 높이 30m, 주위 6m 정도로 자라고 털이 없다. 잎은 어긋나고 넓은 달걀 모양이며 끝이 꼬리처럼 뾰족하고 두껍다. 잎 가장자리가 밋밋하고 길이 10~15cm이며 잎자루가 길다. 열매는 무화과(無花果)처럼 생기고 2개씩 달리며 지름 1cm 정도이고 검은 자줏빛으로 익으며 식용한다.

과일로 만드는 천연 발효 식초

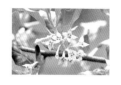

보리수의 효능

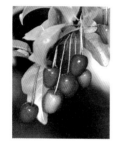

〈동의보감〉에, 보리수나무 열매의 맛은 시고 달고 떫으며 성질은 평하고 독이 없다. 설사, 목마름, 천식, 해수를 주로 치료한다. 오장을 보익(補益)하고 번열(煩熱)과 소갈(消渴)을 없애고 거두어들이는 성질이 있고 설사를 멎게 하며 피나는 것을 멎게 한다. 소화불량, 골수염, 부종, 생리불순, 치질, 허리삔 것을 낫게 한다고 씌어 있다.

옛 말에, 지독한 해수나 천식을 치료하려면 보리수나무 열매 3말을 따서 먹으라고 하였다.

가을철에 잘 익었을 때 따서 잼을 만들어 먹거나 말려 가루로 만들어 수시로 꾸준히 먹으면 어떤 천식이라도 고칠 수 있다고 하였다. 아무리 오래되고 잘 낫지 않는 천식도 치유가 가능하다.

가래를 삭히고 피나는 것을 멎게 하며 풍을 없애주고 습을 내보내며 음식이 체한 것을 내려가게 하고 인후통을 낫게 한다. 기침, 피를 토하는 데, 가래, 객혈, 장출혈, 월경과다, 류머티즘, 황달, 설사 등에 효력이 좋다.

보리수 천연 발효 식초 만들기

준비할 재료

보리수 1kg, 황설탕 1kg, 현미식초 1ℓ, 병, 모시 천, 고무줄

1 채취한 보리수를 깨끗이
씻어 물기를 제거한다.

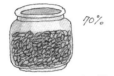

70%

2 ❶을 유리병 70%까지 채운다.

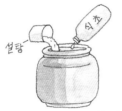

설탕

3 ❷에 설탕과 식초를 붓는다.

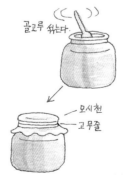

골고루 섞는다.

모시천
고무줄

4 ❸을 골고루 섞은 다음 모시 천으로
덮고 고무줄로 묶는다.

20~30℃

1개월 발효

5 ❹를 20~30℃에서 1개월 동안
발효시킨다.

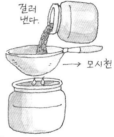

걸러
낸다.

→ 모시천

6 ❺를 모시 천으로 받쳐
건더기를 걸러낸다.

밀봉

3개월 숙성.

7 ❻을 밀봉해 3개월 정도
숙성시키면 완성된다.

복숭아 식초

Dr's advice

미국의 하버드 보건대학 연구팀이 12만 4천 명을 대상으로 10여 년간 건강 조사 자료를 분석한 결과 과육에 유리 아미노산이 많이 들어 있는데 특히 아스파라긴산이 많아 숙취 해소 및 니코틴 제거에 탁월한 효능이 있다고 발표했다. 풍부한 펙틴 성분은 장을 부드럽게 하여 변비를 없애며 비타민과 유기산 성분은 혈액순환을 돕고 피로회복, 해독작용, 면역기능 강화, 피부미용 등에 좋다. 또한 알칼리성 식품으로서 산성화된 체질을 개선시켜 초조감, 불면증을 감소시킨다.

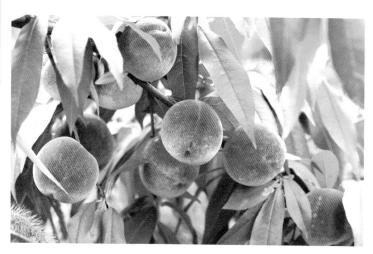

생태와 특징

원산지는 중국이며, 과육의 색깔에 따라 백도와 황도로 나누어진다. 주요 생산국은 미국, 중국, 이탈리아 등이며 한국에서도 재배하고 있다. 유기산과 펙틴이 풍부하다. 아스파라긴산을 많이 함유하고 있으며, 껍질은 니코틴을 제거하며, 발암 물질인 니트로소아민의 생성을 억제한다.

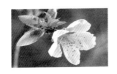

복숭아의 효능

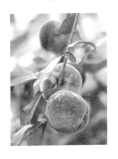

주성분은 수분과 당분이며 유기산, 비타민 A, 펙틴 등도 풍부하다.

미국의 하버드 보건대학 연구팀이 12만 4천 명을 대상으로 10여 년간 건강 조사 자료를 분석한 결과 과육에 유리 아미노산이 많이 들어 있는데 특히 아스파라긴산이 많아 숙취 해소 및 니코틴 제거에 탁월한 효능이 있다고 발표했다.

풍부한 펙틴 성분은 장을 부드럽게 하여 변비를 없애며 비타민과 유기산 성분은 혈액순환을 돕고 피로회복, 해독작용, 면역기능 강화, 피부미용 등에 좋다. 또한 알칼리성 식품으로서 산성화된 체질을 개선시켜 초조감, 불면증을 감소시킨다.

복숭아 천연 발효 식초 만들기

복숭아 2Kg, 설탕 300g, 소독한 유리병, 모시 천, 고무줄

1 복숭아를 깨끗이 씻은 다음
발효되기 쉽게 잘게 썰어둔다.

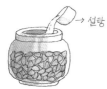

→ 설탕

2 ❶을 유리병에 담고 설탕을 넣는다.

3 ❷를 서늘한 장소에서
3~4일간 발효시킨다.

4 ❸을 완전 밀봉해 10일 정도
알코올발효 시킨다.

완전 밀봉
10일 정도
알코올 발효.

5 ❹의 발효가 끝나면
모시 천에 담아
건더기를 70%만
짠다.

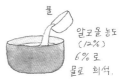

물

알코올 농도
(12%)
6%로
물로 희석.

6 ❺의 알코올 농도(12%)를
6%가 되도록 물로 희석시킨다.

24~30℃
초산발효

7 ❻을 24~30℃에서
초산발효 시킨다.

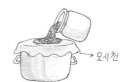

→ 모시천

8 ❼을 2~3개월 후에
모시 천으로 받쳐 걸러낸다.

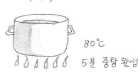

80℃
5분 중탕 완성

9 ❽을 80℃에서 5분간 중탕
살균하면 완성된다.

모시천←

건더기 70%
만 짠다.

항암작용으로 암 세포의 확산을 방지하는
참외 식초

과일로 만드는 천연 발효 식초

Dr's advice

여름 과일답게 비타민 C의 함량이 높은 것이 특징이고, 수분이 많을 뿐만 아니라 수박과 같이 이뇨작용이 있고 또 칼륨의 함량이 높다. 항암작용이 있어 참외를 많이 먹으면 암 세포가 확산되는 것을 방지하기도 한다. 성주 과채류 시험장에서는 참외 성분에 대한 연구를 하여 참외에 함유되어 있는 포도당과 과당은 인체에 흡수가 빨라 피로회복에 도움을 줄 뿐만 아니라 항암 효과가 뛰어난 '쿠쿨비타신'이라는 성분을 함유하고 있다고 발표했다.

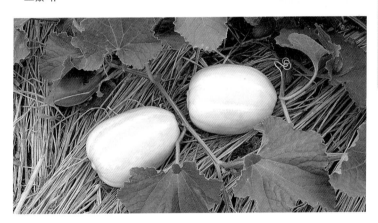

생태와 특징

참외의 원산지는 알려지지 않았지만 일반적으로 인도 지역의 동양 멜론의 변종이 지금의 참외가 된 것으로 추정한다.

줄기는 길이 1~3m로 자라고 잎겨드랑이에 덩굴손이 있어 덩굴처럼 땅을 기며 자란다. 꽃은 6~7월에 개화를 하는데 노란색이고 작은 호박꽃처럼 생겼다. 잎은 어긋나고 가장자리가 얕게 갈라지고 톱니가 있다. 열매는 통상 한여름에 결실을 맺는다.

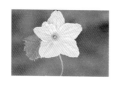

참외의 효능

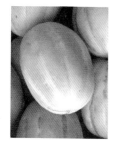

여름 과일답게 비타민 C의 함량이 높은 것이 특징이고, 그 밖의 성분으로 칼륨이 많다. 따라서 참외를 많이 먹으면 밤에 오줌을 싼다고 하는 것은 수분이 많을 뿐만 아니라 수박과 같이 이뇨작용이 있고 또 칼륨의 함량이 높기 때문이다.

항암작용이 있어 참외를 많이 먹으면 암 세포가 확산되는 것을 방지하며 진해·거담작용을 하는 성분이 있고 변비·풍담·황달·수종·이뇨 등에도 좋다.

성주 과채류 시험장에서는 참외 성분에 대한 연구를 실시해 참외에 함유되어 있는 포도당과 과당은 인체에 흡수가 빨라 피로회복에 도움을 줄 뿐만 아니라 항암 효과가 뛰어난 '쿠쿨 비타신' 이라는 성분을 함유하고 있다고 발표했다.

〈동의보감〉에는 참외가 진해 거담작용을 하고 풍담, 황달, 이뇨에도 효과가 있다고 전해진다. 참외는 땀을 많이 흘리는 여름철에 갈증을 해소시켜 주는 과일이라 할 수 있으며 체질이 산성으로 변하기 쉬운 여름에 특히 좋은 식품이며 피로회복에도 좋다.

참외 천연 발효 식초 만들기

준비할 재료

참외 1.5kg, 백설탕 1.7kg, 레몬즙 100㎖, 사과식초 500㎖,
소독한 병, 모시 천, 고무줄

1 준비한 참외를 깨끗이 씻어
물기를 닦아낸다.

2 ❶의 씨를 빼고 껍질째
1cm 크기로 썬다.

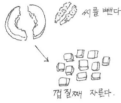

씨를 뺀다

껍질째 자른다.

3 ❷를 병에 담아 백설탕 70%와
레몬즙으로 20분 정도 재워둔다.

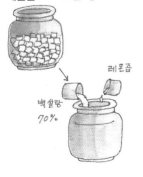

레몬즙

백설탕
70%

4 ❸에 백설탕 30%를 사용해 시럽
두 컵을 만들어 식힌 다음 붓는다.

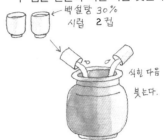

백설탕 30%
시럽 2컵

식힌 다음

붓는다.

5 ❹에 사과식초를
붓고 3~4개월
숙성시킨다.

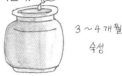

사과식초

3 ~ 4개월
숙성

6 ❺를 모시 천으로 여과시켜
건더기를 걸러낸다.

7 ❻을 80℃에서 5분간 중탕
살균하면 완성된다.

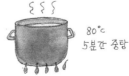

80℃
5분간 중탕

8 ❼을 냉암소에 보관해서 먹으면 된다.

71

리코펜 성분이 암 예방에 효과가 있는

수박 식초

Dr's advice

몸의 열을 제거하고 수분, 혈액 순환을 좋게 하는 작용을 하고 칼륨, 구연산이 이뇨작용을 하여 부종(임신성 부종, 신장, 심장병의 부종)을 없앤다. 기운을 돋우는 보기약(補氣藥)은 아니며 눌리어 쏟게 하는 사기약(瀉氣藥)으로, 열이 나는 마른기침에도 쓰인다.

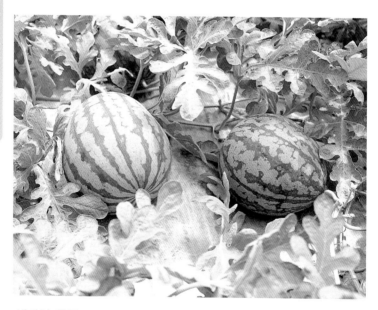

생태와 특징

　서과(西瓜), 수과(水瓜), 한과(寒瓜), 시과(時瓜)라고도 한다. 줄기는 길게 자라서 땅 위를 기며 가지가 갈라진다. 잎은 잎자루가 있고 달걀 모양 또는 달걀 모양 긴 타원형이며 길이 10~18cm이고 깃꼴로 깊게 갈라진다. 갈래조각은 3~4쌍이고, 녹색빛을 띤 흰색이며 불규칙한 톱니가 있다.

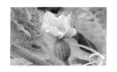

수박의 효능

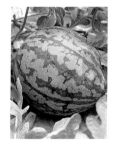

　수박은 91~95%가 수분이다. 물은 체내에 섭취한 영양소를 운반하여 생체 내의 모든 화학 반응, 즉 대사의 매체가 된다. 우리 몸의 3분의 2가 물로 구성되어 있다는 것을 생각한다면 물은 3대 영양소인 탄수화물, 단백질, 지방, 그 어떤 것보다도 더 큰 영양학적 가치를 가진다고 할 수 있다. 또, 수박에는 시투룰린(citrulline)이라는 물질이 있어 이뇨작용을 돕는다. 그래서 민간에서는 수박이 신장병이나 당뇨병을 가진 사람들에게 약용되고 있다. 병이 심한 경우에는 음식의 종류와 양도 의사와 상의해야 하지만 약을 복용해서 정상적인 생활을 할 수 있는 환자들에게는 분명히 도움이 된다.

　수박의 붉은 색은 리코펜 성분이 함유되어 있고 이것은 암 예방에 효과가 있다.

수박 천연 발효 식초 만들기

준비할 재료

수박 1kg, 흑설탕 100g, 현미식초 100㎖, 유리병, 모시 천,
고무줄

1 수박을 2cm 두께로 썰어준다.

2 ❶을 뜨거운 물로 소독한
유리병에 담는다.

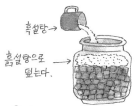

흑설탕→
흑설탕으로 → 덮는다.

3 ❷에 흑설탕으로 덮는다.

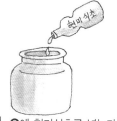

현미 식초

4 ❸에 현미식초를 넣는다.

5 ❹를 전자레인지에 넣어 2분 정도
돌려 설탕을 녹여준다.

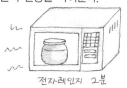

전자레인지 2분

6 ❺의 뚜껑을 닫아 냉장고에서
2주간 숙성시켜 준다.

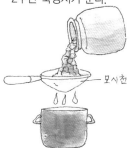

모시천

7 ❻의 내용물을 모시 천으로
받쳐 건더기를 걸러낸다.

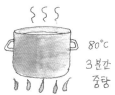

80℃
3분간
중탕

8 ❼을 80℃에서 3분간 중탕
살균해 주면 된다.

간이 나쁜 사람과 변비에도 좋은

자두 식초

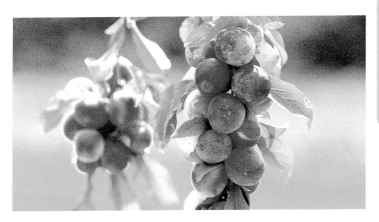

Dr's advice

보라색 채소에는 안토시아닌계 색소가 들어 있다. 이 색소는 항산화작용이 뛰어나 혈전 형성을 억제하고 심장 질환과 뇌졸중 위험 감소, 혈액순환 개선 효과 등이 있는 것으로 알려졌다. 보라색 식품에 들어 있는 안토시아닌계 색소에는 또한 바이러스와 세균을 죽이는 화합물이 다량 들어 있으며, 암을 억제해 주는 폴리페놀 성분도 많다.

생태와 특징

장미과의 핵과류로 약 30종이 있다. 이 중 과수로 재배되는 것은 10종 정도이다. 원산지로 분류하면 유럽계, 동아계, 그리고 북미계의 3개가 있다. 일본종(Japanese plum)은 동아계에 속하여 생식용 품종의 대부분을 차지하고 있다. 미국에서는 건과용 품종을 특히 prune이라고 한다. 일본의 자두는 건과에는 적합하지 않다. 과실은 보통 3cm 내외의 구형으로 과색은 홍색, 황색, 황백색의 것이 있다. 산은 사과산이 중심이고 2% 정도 함유되고 산미는 강하다. 펙틴은 많고 비타민 C는 적다. 과실은 일반적으로 생식되지만 잼, 젤리 등으로 가공된다.

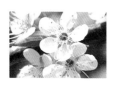

자두의 효능

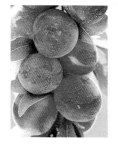

자두는 간이 나쁜 사람에게 효험이 있는 것으로 전해지며, 변비에도 효과가 좋다. 탄수화물의 비중이 높고 특히 비타민 A가 많다. 그리고 충치통, 풍치, 벌레에 물려 부어 아플 때, 각기, 습증, 가렵고 아플 때, 더위 먹었을 때, 주취로 위가 아플 때 등에 민간 약제로도 이용되었다.

자두의 유래에 대해서 현재 밝혀진 바로는 중국이 원산지이며 유럽에는 지금으로부터 2,000년 전쯤 전에 로마를 중심으로 전해졌으며 미국에는 17~18세기 무렵에 전해진 것으로 알려져 있다. 미국이나 유럽에서 재배하던 개량종 자두가 우리나라에 들어온 것은 1920년경이라고 한다.

자두 천연 발효 식초 만들기

준비할 재료

자두 1kg, 설탕 100g, 유리병, 모시 천, 고무줄

1 유리병을 뜨거운 물로 소독한다.

2 자두를 깨끗이 씻은 다음 물기를 제거한다.

→ 설탕

골고루 섞는다.

3 ❷를 유리병에 담고 설탕을 뿌려 골고루 섞어준다.

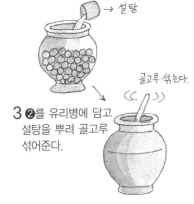

4 ❸의 주둥이에 모시 천으로 덮고 고무줄로 묶는다.

→ 모시 천
→ 고무줄

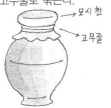

5 ❹를 서늘하고 통풍이 잘 되는 곳에서 한 달 동안 발효시킨다.

건더기 걸러 낸다.

→ 모시 천

6 ❺를 모시 천으로 받쳐 건더기를 걸러낸다.

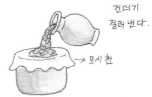

엑기스를
밀봉
3개월 숙성

7 ❻의 엑기스를 밀봉해 3개월 동안 숙성시킨다.

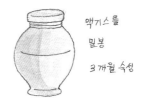

→ 모시 천

건져내고
엑기스만
남긴다.

8 2개월 후 건더기를 건져내고 엑기스만 남겨둔다.

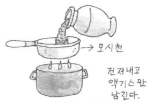

9 ❽을 약한 불에 2분간 끓여 살균하면 된다.

살구 식초

Dr's advice

살구는 간에 필적한 정도로 헤모글로빈 재생 효력이 뛰어나고 폐암과 췌장암을 예방하는 과일로 각광을 받고 있다. 이 두 가지 암은 흡연과 밀접한 관련이 있어 살구는 애연가들에게 권장할 만한 식품이다. 살구가 폐암 등에 탁월한 효능을 발휘하는 것은 다른 오렌지색을 띤 과일이나 야채와 마찬가지로 베타카로틴을 고농도로 함유하고 있기 때문이다.

동물 실험 결과, 베타카로틴은 폐암과 피부암을 비롯한 여러 가지 암을 치료하는 성과를 보였다. 사람을 대상으로 한 조사에서 베타카로틴을 고농도로 함유한 과일이나 야채를 많이 먹은 사람의 경우 폐암, 피부암, 후두암의 사망률이 낮게 나타났다.

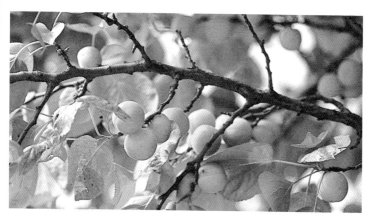

생태와 특징

둥근 모양이고 지름 약 3cm이며 털이 난다. 7월에 노란빛 또는 노란빛을 띤 붉은색으로 익으며 신맛과 단맛이 난다. 원산지는 아시아 동부이다. 한국에 전해진 시기는 확실하지 않으나 삼국시대 이전부터 중부 이북지방의 산과 들에서 야생해 온 것으로 추정된다.

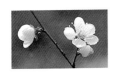

살구의 효능

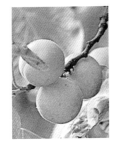

살구는 간에 필적할 정도로 헤모글로빈 재생 효력이 뛰어나고 폐암과 췌장암을 예방하는 과일로 각광을 받고 있다. 이 두 가지 암은 흡연과 밀접한 관련이 있어 살구는 애연가들에게 권장할 만한 식품이다. 살구가 폐암 등에 탁월한 효능을 발휘하는 것은 다른 오렌지색을 띤 과일이나 야채와 마찬가지로 베타카로틴을 고농도로 함유하고 있기 때문이다

동물 실험 결과, 베타카로틴은 폐암과 피부암을 비롯한 여러 가지 암을 치료하는 성과를 보였다. 사람을 대상으로 한 조사에서 베타카로틴이 고농도로 함유된 과일이나 야채를 많이 먹은 사람은 폐암, 피부암, 후두암의 사망률이 낮게 나타났다.

살구에는 비타민 A와 베타카로틴이 많이 함유돼 있는데 이 베타카로틴은 항노화작용과 함께 항암 효과가 있다는 사실이 여러 연구를 통해 규명됐다. 한방에서도 살구는 진해 거담제로 사용되며 기관지염·폐결핵·만성기침 환자들에게 특효가 있는 것으로 알려졌다. 그러나 살구에는 독도 들어 있다. 중국 의서인 본초에 따르면 살구에는 독이 있어서 많이 섭취하면 정신이 흐려지고 근육과 뼈에 해가 온다고 한다.

살구 천연 발효 식초 만들기

살구 1kg, 흑설탕 100g, 병, 모시 천, 고무줄

1 유리병을 뜨거운 물로 소독한다.

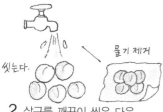

씻는다.   물기 제거

2 살구를 깨끗이 씻은 다음
  물기를 제거한다.

3 ❷를 반으로 잘라 씨를 제거한다.

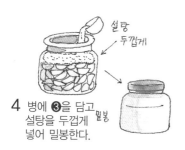

설탕
두껍게

밀봉

4 병에 ❸을 담고
  설탕을 두껍게
  넣어 밀봉한다.

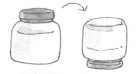

15일 동안   매일   뒤집는다.

5 2일 후부터 15일 동안 매일
  병을 뒤집어 설탕을 잘 녹게 한다.

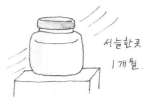

서늘한곳
1개월

6 ❺를 응달진 서늘한 곳에서
  1개월 동안 발효시킨다.

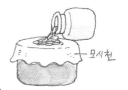

모시천

7 ❻을 모시 천을 받쳐 건더기를
  걸러낸다.

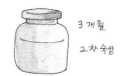

3개월
2차 숙성

8 ❼의 엑기스를 3개월 동안
  2차 숙성시키면 된다.

성인병 예방에도 효과가 있는

사과 식초

Dr's advice

'아침에 먹는 사과는 금이다', '하루 한 개의 사과를 먹으면 의사를 멀리 가게 한다'라고 했다. 뿐만 아니라 〈동의보감〉의 기록을 보아도 사과는 허약한 위장을 보하고 식체, 구토, 변비, 설사 방지에 효능이 있으며 불면증과 빈혈, 두통에도 좋은 효능 효과가 있다고 기록되어 있다. 사과 껍질에 있는 펙틴 성분은 체질대사를 개선함으로써 혈중 콜레스테롤 수치를 내려주어 고혈압과 뇌졸중 등의 원인이 되는 동맥경화를 예방하는 효능과 효과가 있으며 사과에 포함된 유기산은 스트레스 해소와 피로회복에 도움이 되고 칼슘과 비타민 C는 피부미용과 빈혈 예방, 감기 예방에 뛰어나다.

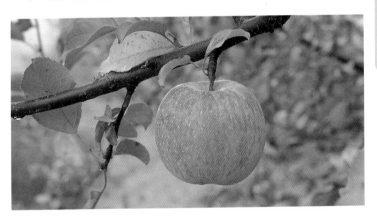

생태와 특징

사과는 세계적으로 급격하게 점점 더 재배하여 수확량이 많아지는 과일 중의 하나로 원산지는 중앙아시아의 초원지대로 알려져 있다. 고대 그리스나 로마시대에 즐겨 이용되었고 17세기에 미국에 전파되었으며, 우리나라에서는 광무(光武) 10년(1906년) 뚝섬에 원예 모범장을 설치하고 각국에서 각종 과수의 개량 품종을 도입할 때 사과도 함께 도입된 것으로 알려지고 있다.

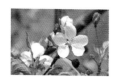

사과의 효능

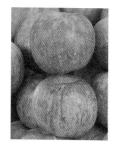

섭취한 음식물이 며칠이고 장 속에 있으면 위장 장애가 일어나기 쉽고 비만의 근원이 된다. 사과의 섬유질은 장의 기능을 활발하게 해주고, 소화·흡수를 도와주므로 변비예방 및 장내 가스 발생 예방에도 도움이 된다. 그 외에 여분의 콜레스테롤이나 식품에 함유되어 있는 유해 첨가물도 배출시켜 장을 항상 깨끗한 상태로 유지시켜 준다.

깨끗이 씻어서 껍질째 먹으면, 열매와 껍질 사이에 함유되어 있는 펙틴은 진통 효과가 높고, 복통이나 설사를 할 때 정장제 역할을 해준다.

사과는 옛날부터 장에 좋은 과일로 알려져 왔다. 또한 콜레스테롤을 흡수·배출하는 작용이 있어 성인병 예방에도 효과가 있다.

추운 지방에서 생산되어도 사과는 매우 따뜻한 과일이다. 유럽에서는 '하루에 사과를 한 개씩만 먹으면 의사가 필요없다'라고 할 정도로 사과는 건강한 몸을 만드는 데 꼭 필요한 과일이다. 추운 지방에서 생산된 사과는 몸을 따뜻하게 해주고, 혈액순환과 장 기능을 좋게 해준다.

사과 천연 발효 식초 만들기

준비할 재료
사과 2kg, 설탕 200g, 유리병, 모시 천, 고무줄

1 사과의 씨 속을 제거한다.

2 ❶을 나무절구에 넣어 곱게 찧는다.

3 ❷를 소독한 유리병에 설탕 200g을 넣고 잘 버무려 20~25℃에서 2주 정도 알코올발효 시킨다.

4 ❸을 모시 천에 받쳐 엑기스를 (알코올 12%) 짠다.

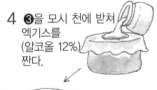

엑기스 (알코올 12%) 짠다.

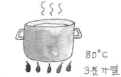

80℃
3분 가열

5 ❹를 80℃에서 3분간 가열해 살균한다.

6 ❺를 식힌 다음 물 1,200cc로 희석시켜 알코올 농도를 6%로 낮춘다.

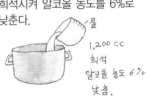

물
1,200 cc
희석
알코올 농도 6%
낮춤.

7 ❻을 유리병에 붓고 모시 천으로 입구를 덮고 25℃에서 초산발효 시킨다.

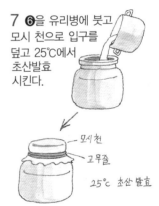

모시 천
고무줄
25℃ 초산 발효

8 ❼에서 균막이 생기면 그대로 둔다.

9 ❽을 서늘한 곳에서 3개월간 숙성시킨다.

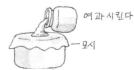

여과 시킨다
모시

10 ❾를 모시 천으로 여과하면 완성된다.

감 식초

Dr's advice

감 식초는 감을 발효시켜 만든 식초이다. 타닌과 아스코르브산(비타민 C)이 풍부해 음식물의 산성 농도를 저하시켜 보존력을 높이고, 신맛을 통해 소화액의 분비를 자극시켜 입맛을 돋우며, 인체의 에너지 대사에 관여하여 피로를 빠르게 회복시켜 준다. 감 식초에 풍부한 비타민 C는 숙취의 원인이 되는 아세트알데히드를 제거하는 데 뛰어난 효과가 있기 때문이다.

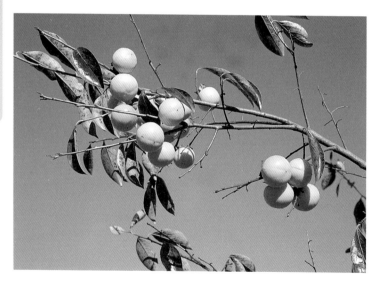

생태와 특징

감나무는 우리나라에서 재배되는 아열대 과일나무의 하나이다. 감나무는 비배관리(肥培管理)가 쉽고 수확도 높으며 과일의 품질과 영양가도 매우 높다. 그러므로 감나무는 산 비탈지를 비롯한 빈 땅과 집 주변에 심어 토지 이용률을 높일 수 있으며 또한 정원 과수로서의 의의도 크다.

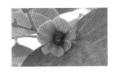

감의 효능

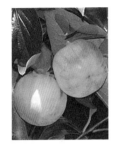

감의 성분은 감 100g당 당분이 14g, 비타민 C는 사과의 8~10배, 비타민 A도 풍부하게 함유하고 있어 종합 비타민제라고 해도 과언이 아니다. 비타민 C를 비롯해 감을 먹을 때 떫은맛이 나는 것은 '타닌'이라는 성분 때문이다. 설사가 심할 때 감을 먹으면 설사를 멎게 하는 것도 이 '타닌'이다. '타닌'은 모세혈관을 튼튼하게 해주는 역할도 한다.

곶감 표면에 생기는 흰 가루(당분)는 '시상' 또는 '시설'이라 하는데 폐가 답답할 때나 담과 기침이 많이 나올 때, 만성 기관지염에 도움을 준다. 또 이 '시상'은 정액을 만들어주고 몸 속의 비생리 담을 없애주며 폐열을 낮추어준다.

감, 곶감은 고혈압, 중풍, 이질, 설사, 하혈, 위장염, 대장염에 좋다. 떫은 감 반 말을 찧어 마른 북어 3마리와 같이 넣고 푹 삶아 그 국물을 조금씩 수시로 마시면 고혈압에 특효이다.

떫은 감즙은 중풍에 신효하다. 뼈가 썩어 고름이 흐르는 골수염 등에는 떫은 감을 찧어 붙이면 신통하게 낫는다. 딸꾹질에는 곶감 4개를 삶은 물을 마시면 영원히 없어진다고 한다.

감 천연 발효 식초 만들기

감 1kg, 현미식초 100㎖, 유리병, 모시 천, 고무줄

1 감을 깨끗하게 씻어 꼭지를 떼어낸 다음 물기를 제거한다.

2 ❶을 8조각으로 썬다.

3 ❷를 소독한 용기에 담아 으깬다.

으깬다

4 ❸을 유리병에 눌러서 담고 현미식초를 넣는다.

현미 식초

5 ❹를 모시 천으로 덮고 고무줄로 묶는다.

→ 모시 천

6 ❺를 응달진 서늘한 곳에서 3~4개월 발효시킨다.

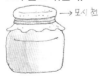

7 ❻을 모시 천으로 받쳐 건더기를 짜 엑기스를 확보한다.

→ 모시 천

건더기를 짠다

엑기스 확보

8 ❼을 밀봉해 1년 동안 숙성시킨다.

9 ❽을 깨끗이 걸러낸 다음 80℃에서 3분간 가열해 살균한다.

깨끗이 걸러냄

80℃
3 분간 가열

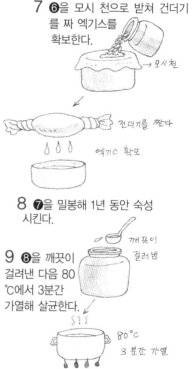

10 500㎖의 감식초가 탄생한다.

500 ml
감식초

배 식초

Dr's advice

열매 중 먹을 수 있는 부분이 약 80%인데, 수분이 85~88%, 열량은 약 50kal이다. 알칼리성 식품으로서 주성분은 탄수화물이고 당분(과당 및 자당) 10~13%, 사과산·주석산·시트르산 등의 유기산, 비타민 B와 C, 섬유소·지방 등이 들어 있다. 기침이나 가래를 삭히기 위해 배를 이용하고자 할 때 생강을 곁들이면 그 효과가 크다. 배에는 칼륨 성분이 들어 있어 고혈압을 유발하는 체내의 잔류 나트륨을 배출시켜 주어 우리 몸의 혈압을 조절하여 주기도 한다.

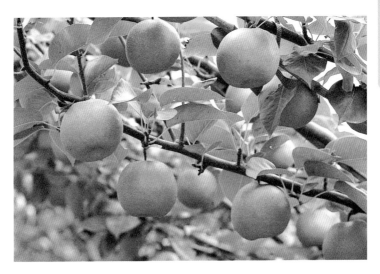

생태와 특징

한국에서는 삼한시대부터 배나무를 재배한 기록이 있으며, 한말에는 황실배, 청실배 등의 품종을 널리 재배하였다. 일제 강점기에는 장십랑과 만삼길을 재배하였고 새로운 품종인 신고 등이 보급되었다.

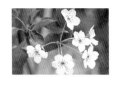

배의 효능

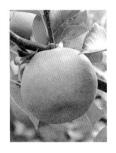

지방질은 0.2%, 섬유소 함량은 0.5%로 다른 과실에 비해 다소 적은 편이라고 한다. 배의 무기질 성분을 보면 K, Na, Mg의 함량이 75%를 차지하고 인이나 유산균의 함량이 25% 정도로서 강한 알칼리성 식품이므로, 배나 배 가공품을 많이 먹는 것은 우리의 혈액을 중성으로 유지시켜 건강을 유지하는 데 큰 효과가 있다.

배의 비타민 함량을 보면 배에 함유된 비타민 종류는 다른 과실에 비해 많은 것은 아니지만 사과에 비해 비타민 B1·B2 함량은 다소 많고, 비타민 C의 함량은 적다.

배즙이 기침과 가래를 없애주는 효과가 있기 때문에 기침과 가래로 고생하는 사람들은 배즙을 오랫동안 복용하면 효과가 좋다. 또한 배는 차가운 성질이기 때문에 몸에 열을 내려주는 해열작용도 하며, 이뇨작용 또한 뛰어나다.

배 효능의 절정이라고 할 수 있는 부분은 바로 항암 효과이다. 배는 대장암과 유방암의 발생 위험을 줄이고 탄 음식으로 유발되는 암에 특히 좋다고 한다. 실제 연구 결과에서 탄 음식을 먹은 후 배를 먹었더니 암 유발 물질이 땀과 소변을 통해 몸 밖으로 상당 부분 배출된 사실이 확인되었다.

배 천연 발효 식초 만들기

배 2kg, 설탕 200g, 유리병, 모시 천, 고무줄

1 배의 씨 속을 제거한다.

2 ❶을 나무절구에 넣고 곱게 찧는다.

3 ❷를 설탕과 잘 섞어 소독한 유리
병에 넣고 20~25℃에서 2주 정도
알코올발효 시킨다.

20 ~ 25℃
2주
발효

4 ❸을 모시 천에 받쳐
엑기스(알코올
12%)를 짠다.

모시

엑기스를 짠다
(알코올 12%)

5 ❹를 80℃에서 3분간 가열해
살균한다.

80℃   3분 가열

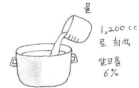

물

1,200 cc
로 희석

알코올
6%

6 ❺를 식힌 다음 물 1,200cc로
희석시켜 알코올 농도를
6%로 낮춘다.

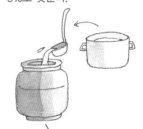

7 ❻을 유리병에
붓고 모시 천으로
입구를 덮어 25℃
에서 초산발효
시킨다.

모시천

25℃
발효

8 ❼에서 균막이 생기면 그대로 둔다.

9 ❽을 서늘한 곳에서 3개월간
숙성시킨다.

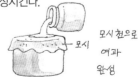

모시 천으로
여과

완성

모시

10 ❾를 모시 천으로 여과하면
완성된다.

동맥경화와 고혈압을 방지하는

감귤 식초

Dr's advice

알칼리성 식품이고 신진대사를 원활하게 해주며 피부와 점막을 튼튼히 하여 감기 예방에 효과가 있다. 비타민 C의 작용으로 피부 미용과 피로회복에 좋으며 칼슘의 흡수를 도와준다. 비타민 P(헤스페리딘)는 모세혈관에 대해 투과성의 증가를 억제하여 동맥경화, 고혈압 예방에 좋다. 감귤은 알맹이에서 껍질까지 모두 이용하며 귤 껍질 말린 것을 진피라고 하는데 한약제 및 목욕물에 담가 향긋한 입욕제로 이용하면 좋다.

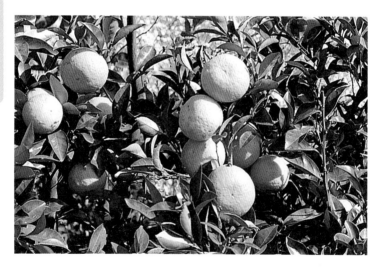

생태와 특징

　감귤(柑橘)은 운향과 감귤나무과 감귤속, 금감속, 탱자나무속의 과일을 총칭하는 단어이다. 그러니까 유자, 레몬, 자몽, 오렌지, 탱자 등등도 다 감귤이다. 귤은 감귤과 비슷한 뜻으로 쓰이기도 하지만 제주의 그 감귤만을 지칭하기도 한다.

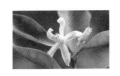

감귤의 효능

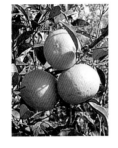

산성 물질이 원인으로 귤 1~2개에 들어 있는 구연산은 약 5g 정도이다. 보통 성인은 구연산일 경우 5g, 아세트산(초산, 식초의 주성분)일 경우 2g, 식초의 경우 30ml 정도를 매일 섭취하면 덜 피로하고 동맥경화도 예방된다. 비타민 P는 모세혈관을 튼튼하게 하여 동맥경화와 고혈압을 방지한다.

미국 국립암연구소는 감귤류가 위암을 치료한다고 발표하였다. 감귤류에 들어 있는 항암 물질의 한 가지는 비타민 C인데 이는 강력한 발암 물질을 억제하는 것으로 알려져 있다. 오렌지와 다른 과일을 다량 섭취한 사람들은 암으로 인한 사망률이 저하되었다. 또한 오렌지를 다량 섭취한 사람은 오렌지를 섭취하지 않은 사람에 비하여 식도암에 걸릴 위험이 절반으로 줄었다.

불포화지방산의 산화를 방지하고 콜레스테롤의 축적을 억제하는 것은 비타민 E의 작용이다. 미국 플로리다 주에서 이루어진 연구 결과 오렌지와 그 외 다른 감귤류가 혈중 콜레스테롤을 내리게 하는 효능이 있음이 밝혀졌다. 오렌지와 그레이프후르츠의 식이 섬유인 산성 다당류가 실험 동물의 혈중 콜레스테롤을 저하시킨 것이다.

감귤 천연 발효 식초 만들기

감귤 1kg, 현미식초 100㎖, 병, 모시 천, 고무줄

1 병을 뜨거운 물로 소독한다.

2 감귤을 깨끗이 씻어 8등분으로 썬다.

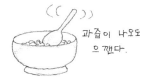

과즙이 나오도 록 깬다.

3 ❷를 나무주걱으로 과즙이 나오도록 으깬다.

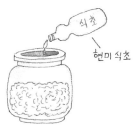

식초

현미식초

4 ❸을 유리병에 담고 현미식초를 넣어 섞어준다.

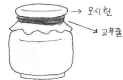

→ 모시천

→ 고무줄

5 ❹의 주둥이를 모시 천으로 덮어 고무줄로 묶는다.

6 ❺를 응달의 서늘한 곳에서 보관한다.

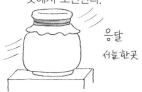

응달
서늘한곳

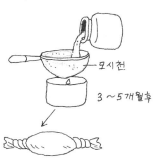

모시천

3〜5개월후

액기스 짜냄

7 알코올발효 된 ❻을 3〜5개월 후에 모시 천으로 받쳐 엑기스를 짜낸다.

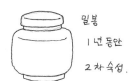

밀봉

1년 동안

2차 숙성

8 ❼을 밀봉해 1년 동안 2차 숙성시 키면 양질의 감귤 식초가 만들어 진다.

플라보노이드가 풍부하여 각종 암을 예방해 주는

오렌지 식초

Dr's advice

성분으로는 당분이 7~11%, 산이 0.7~1.2% 들어 있어 상쾌한 맛이 난다. 과육 100g 중 비타민 C가 40~60㎎이 들어 있고 섬유질과 비타민 A도 풍부해서 감기 예방과 피로회복, 피부미용 등에 좋다. 지방과 콜레스테롤이 전혀 없어서 성인병 예방에도 도움이 된다. 오렌지 껍질의 하얀 부분은 헤스페리딘이란 성분이 풍부하게 있는데 혈관을 튼튼하게 하는 역할을 하고 동맥경화·심혈관계 질환이 있는 사람에게 좋다. 또한 이 헤스페리딘 성분은 혈압을 낮춰주고, 간을 해독하며, 항균작용을 하는 효과도 있다.

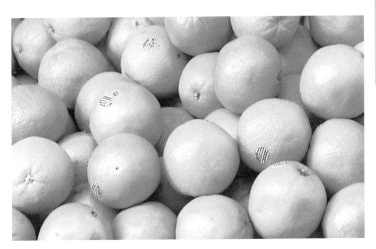

생태와 특징

모양이 둥글고 주황빛이며 껍질이 두껍고 즙이 많다. 인도 원산으로서 히말라야를 거쳐 중국으로 전해져 중국 품종이 되었고, 15세기에 포르투갈로 들어가 발렌시아 오렌지로 퍼져나갔다. 브라질에 전해진 것은 아메리카 대륙으로 퍼져나가 네이블오렌지가 되었다.

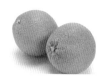

오렌지의 효능

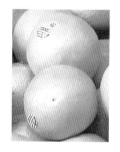

오렌지에 함유된 비타민 C는 감기를 예방하는 효과를 가지고 있다. 또한 비타민 C는 멜라닌(melanin)의 생성을 억제하기 때문에 피부미용에도 좋다. 게다가 피로회복에 도움이 된다.

노화를 억제하고 산소 공급과 이동을 원활하게 해주는 플라보노이드가 풍부한 과일이어서 각종 암 예방의 효과와 그 작용도 뛰어나기 때문에 자연스럽게 일반 가정에서 민간 요법으로 항암 효과를 얻을 수 있는 과일이기도 하다.

오렌지 껍질의 하얀 부분은 헤스페리딘이란 성분이 풍부하게 있는데, 혈관을 튼튼하게 하는 역할을 하고 동맥경화·심혈관계 질환이 있는 사람에게 좋다. 또한 이 헤스페리딘 성분은 혈압을 낮춰주고, 간을 해독하며, 항균작용을 하는 효과도 있다.

오렌지 천연 발효 식초 만들기

준비할 재료

오렌지 1kg, 현미식초 100㎖, 병, 모시 천, 고무줄

1 병을 뜨거운 물로 소독한다.

2 오렌지를 깨끗이 씻어
  8등분으로 나눈다.

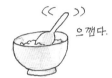

으깬다.

3 ❷를 나무주걱으로 과즙이
  나오도록 으깬다.

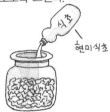

현미식초

4 ❸을 유리병에 담고
  현미식초를 넣어 섞어준다.

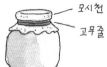

모시천

고무줄

5 ❹의 주둥이를 모시 천으로
  덮어 고무줄로 묶는다.

6 ❺를 응달의 서늘한
  곳에서 보관한다.

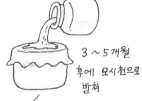

3～5개월
후에 모시천으로
받쳐

짜낸다.

7 알코올발효 된
  ❻을 3～5개월
  후에 모시 천으로
  받쳐 엑기스를
  짜낸다.

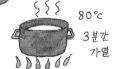

80℃

3분간
가열

8 ❼을 80℃에서 3분간
  가열해 살균한다.

밀봉

1년 동안
2차 숙성

9 ❽을 밀봉해 1년 동안
  2차 숙성시키면 된다.

바나나 식초

Dr's advice

바나나는 생과일 중 열량이 매우 높은 편에 속한다. 100g당 약 93kcal로 100g당 31kcal인 수박, 100g당 35kcal인 토마토의 3배 가량 된다. 칼륨 함유량이 높아 몸의 부기를 빼는 데에도 효과적이며 바나나 속의 풍부한 식이섬유가 변비 예방을 돕는다. 또, 세로토닌 촉진을 돕는 트립토판은 다이어트 중 스트레스를 낮추는 기능을 해 즐겁게 다이어트를 할 수 있도록 도와준다. 바나나에는 항산화 성분인 베타카로틴과 폴리페놀이 함유되어 있어 노화 방지와 면역력 향상에도 효과적이다.

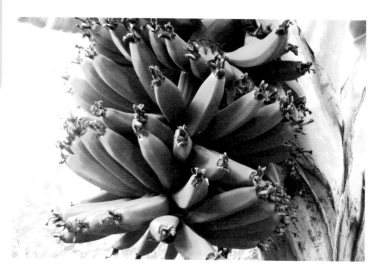

생태와 특징

열대 아시아가 원산지다. 상록 여러해살이풀로 높이가 3~10m이다. 땅 속 깊이 들어가 지지작용을 하는 뿌리와 땅 밑 30cm까지 들어가 옆으로 퍼지고 뿌리털이 달려 흡수작용을 하는 뿌리가 있다.

바나나의 효능

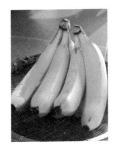

혈압을 조절하고, 근육 경련을 막아주는 미네랄인 칼륨도 풍부하다. 100g당 335㎎으로 사과의 4배라고 한다. 그래서 고혈압, 뇌졸중 환자에게 바나나를 권하는 것이다.

면역력을 높여주는 비타민 B6의 함량도 많다. 100g당 0.32㎎으로 일반 과일의 10배이다. 이는 최근 국내 실험에서도 확인이 되었다.

바나나의 혈당 지수(당뇨병 환자에겐 혈당 지수가 낮은 식품이 좋다)는 53으로 백미(70), 감자(80), 수박, 빵, 아이스크림보다 낮다. 그래도 당뇨병 환자가 하루 한 개 이상 먹는 것은 삼가야 한다.

바나나를 꾸준히 먹으면 인체 면역력 증강에 도움을 준다는 연구 결과가 발표되었다. 한림대 식품영양학과 강일준 교수는 최근 서울 조선호텔에서 열린 학술발표회에서, 25~30세 여성 30명에게 하루 3차례 바나나를 섭취하도록 하고 면역력 증강과 관련이 있는 백혈구 성분인 '단핵구(Monocyte;單核白血球)'의 변화를 관찰한 결과 전체의 70%에서 단핵구가 증가하는 것으로 나타났다고 밝혔다.

바나나 천연 발효 식초 만들기

바나나 1kg, 흑설탕 100g, 현미식초 100㎖, 유리병, 모시 천,
고무줄

1 바나나를 2cm 두께로 둥글게 썬다.

2 ❶을 뜨거운 물로 소독한
유리병에 담는다.

3 ❷에 흑설탕을 넣어 덮는다.

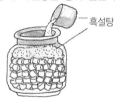

흑설탕

4 ❸에 현미식초를
넣는다.

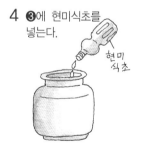

현미
식초

5 ❹를 전자레인지에 넣어
2분 정도 돌려 설탕을 녹여준다.

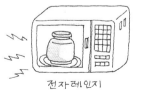

전자레인지

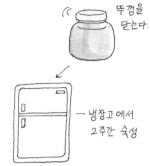

뚜껑을
닫는다.

냉장고에서
2주간 숙성

6 ❺의 뚜껑을 닫아 냉장고에서
2주간 숙성시켜준다.

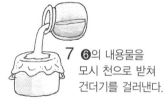

7 ❻의 내용물을
모시 천으로 받쳐
건더기를 걸러낸다.

80℃에서
3분간 중탕

8 ❼을 80℃에서 3분간
중탕 살균해 주면 된다.

피로회복, 변비에 뛰어난 효력이 있는

파인애플 식초

Dr's advice

파인애플 속에 들어 있는 효소는 브로멜라인(Bromelain)인데, 파인애플 줄기로부터 추출되며 단백질 분해 효소의 역할을 하는 물질을 일컫는다. 브로멜라인은 단백질 분해 효소에 속하기 때문에 같이 곁들여 먹으면 소화를 돕게 된다. 그 외에도 항응고제, 소염제, 상처 치료, 면역 능력 강화, 류머티즘관절염 완화, 항생제 효과 증대 등의 다양한 효과를 지니고 있는 것으로 알려져 있다.

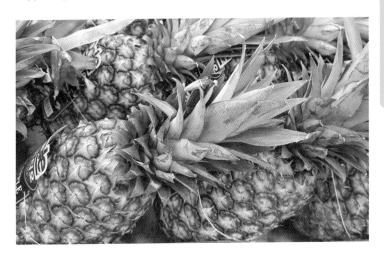

생태와 특징

70~100cm 정도 자라는데 잎은 로켓 모양으로 총생(叢生)하며 좁고 길게 자란다. 끝으로 갈수록 점점 좁아지고 끝이 뾰족하다. 잎가는 가시와 톱니가 있다. 앞면은 뿌연 암록색이다. 꽃대도 중심부에서 나와 끝에서 솔방울 모양으로 꽃이 핀다. 열매는 처음에는 녹백색이었다가 익으면 황갈색으로 변하며 향기가 난다.

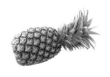

파인애플의 효능

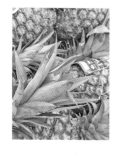

브로멜라인(bromelain) 효소가 들어 있어 단백질을 녹여 소화하기 쉽게 만든다. 또, 파인애플은 강력한 단백질 분해 효능 때문에 공복에 지나칠 정도로 많이 먹으면 위벽에 상처가 생길 수도 있다.

고기 요리를 할 때 파인애플을 사용하면 독특한 향과 함께 연육작용을 하기도 하는데 신맛은 윗부분이, 단맛은 아랫부분이 강하다.

비타민 C의 함유량이 매우 높아 피로회복에 좋고, 신맛을 내는 구연산의 작용으로 식욕증진에 효과적이고 식이섬유가 풍부해 변비에 좋다.

맛이 좋고 단백질을 소화시키는 효소가 들어 있어 육식 후에 파인애플을 먹으면 소화에 도움이 된다. 자당, 구연산, 주석산 외에 비타민 C의 함유량이 풍부하여 피로회복, 식욕증진, 정장, 특히 변비에 뛰어난 효력이 있다.

파인애플 천연 발효 식초 만들기

준비할 재료

파인애플 1kg, 현미식초 1ℓ, 소독한 병, 모시 천, 고무줄

1 파인애플을 겉 표면을 손질한 다음 잘게 썰어준다.

2 ❶을 손으로 짓이겨
소독한 병에 차곡차곡 담는다.

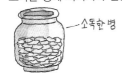

소독한 병

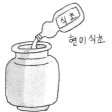

현미식초

3 ❷에 현미식초를 붓는다.

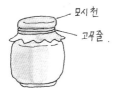

모시 천
고무줄

4 ❸의 주둥이를 모시 천으로
덮고 고무줄로 묶는다.

5 ❹를 서늘한 곳에서
1개월 동안 숙성시킨다.

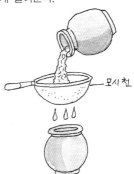

모시 천

6 ❺를 모시 천으로 받쳐
건더기를 제거한다.

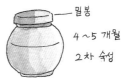

밀봉
4~5개월
2차 숙성

7 ❻을 밀봉해 4~5개월
동안 2차 숙성시킨다.

완전히
여과

80℃

5분 가열

8 ❼을 완전히 여과시켜 80℃에서
5분 정도 가열해 살균시킨다.

암 형성을 억제하는 효능이 있는

망고 식초

Dr's advice

망고에 함유된 비타민 A 성분은 무려 267μgRE에 달한다. 이 성분이 바로 눈을 지켜주고, 눈 관련 질환을 개선하며 예방하는 데 큰 도움을 준다. 또한 빈혈에 좋은 철분 성분이 함유되어 있어 빈혈 예방에도 도움을 준다. 망고는 베타카로틴 성분이 엄청나게 함유되어 있다. 바로 이 베타카로틴 성분이 항암 효과가 있어 암 세포의 증식을 억제시켜 준다고 한다.

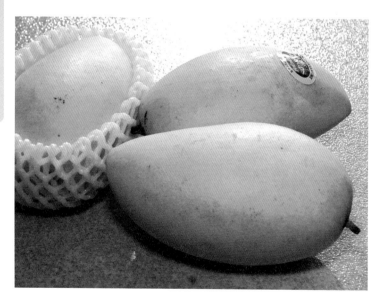

생태와 특징

높이 10~30m이다. 잎은 어긋나고 두꺼우며 바소꼴로 가장자리가 밋밋하고 털이 없으며 길이 10~15cm이다. 꽃은 말레이시아와 타이완에서는 1~4월에 피고 암수딴그루이며 가지 끝 원추꽃차례에 달리고 붉은빛을 띤 흰색이다.

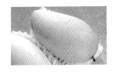

망고의 효능

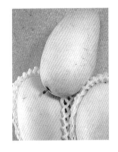

망고(mangoes)라는 과일이 암 예방 효과가 있다는 연구 결과가 플로리다 대학(University of Florida) 연구진에 의해 보고되었다.

플로리다 대학의 영양학 및 면역 전문가인 수잔 퍼시벌(Susan Percival) 교수는 연구 보고서에서 암에 대한 저항력을 키우려면 식료품점에서 사과나 바나나 한 다발을 사는 것보다 망고 몇 개를 사는 편이 좋다고 한다.

망고는 다른 어떤 과일이나 야채에 비해 독특한 몇 가지 항산화제(antioxidants)를 많이 함유하고 있다고 한다. 항산화제는 산소 원자가 전자를 잃어버리면서 형성되는 자유라디칼(free radical)에 의한 세포 손상을 예방하는 작용을 나타내기 때문에 암 형성을 억제하는 효능을 나타낸다.

망고 천연 발효 식초 만들기

망고 1kg, 현미식초 100㎖, 유리병, 삼베, 고무줄

1 칼, 도마, 유리병, 스테인리스 그릇 등을 끓는 물에 소독한다.

2 망고를 잘게 썬다.

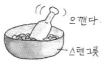

으깬다.
스텐 그릇

3 ❷를 스테인리스 그릇에 담아 과즙이 될 때까지 으깬다.

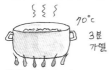

70℃
3분 가열

4 ❸을 냄비에 담아 70℃에서 3분간 가열해 살균한다.

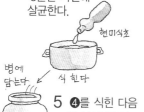

현미식초
병에 담는다
식 힌다

5 ❹를 식힌 다음 현미식초를 넣고 소독한 병에 담는다.

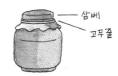

삼베
고무줄

6 ❺의 주둥이를 삼베로 덮고 고무줄로 묶는다.

7 ❻을 서늘하고 통풍이 잘 되는 곳에서 3개월 발효시킨다.

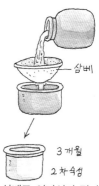

삼베

3개월
2차 숙성

8 ❼을 삼베로 여과시켜 건더기를 걸러낸 다음 3개월 동안 2차 숙성시킨다.

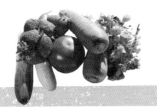

Part 2

채소로 만드는
천연 발효 식초

유방암을 예방하고 피를 맑게 하는

상추 식초

Dr's advice

상추는 철분이 많아 혈액을 증가시키고 피를 맑게 하는 기능이 있어 현재 전세계적으로 많이 이용되는 채소 중의 하나가 되고 있다. 상추잎을 뜯고 나면 마치 우윳빛처럼 하얀색의 액체가 나오는데 바로 이 맛이 쓴맛을 내는 '락투카리움'이라는 성분이다. 이 성분 때문에 일시적으로 잠시 졸음은 오지만 그 이후에는 머리가 맑아져 오히려 총명하게 되어 열이 솟구쳐, 두통을 가라앉히는 효과가 있다. 또한 피를 맑게 해 몸 속의 독소로 인한 피부 트러블을 진정시킨다.

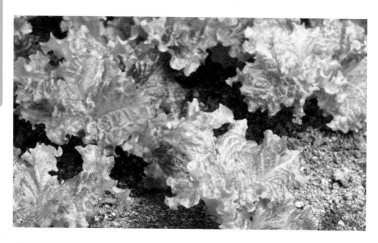

생태와 특징

유럽과 서아시아가 원산지이고 채소로 널리 재배한다. 줄기는 가지가 많이 갈라지고 높이가 90~120cm이며 전체에 털이 없다. 뿌리에서 나온 잎은 타원 모양이고 크다. 꽃은 6~7월에 두상화서로 피는데 국화꽃 모양이고 일반적으로 노란색이다. 잎은 꽃이 피기 전의 어린 잎을 수확해야 하며, 꽃이 핀 후의 잎은 쓴 맛 같은 독성이 있으므로 식용하지 않는다. 따라서 상추 꽃이 필 무렵이면 상추 농사는 끝난 것으로 보아야 한다.

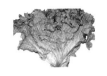

상추의 효능

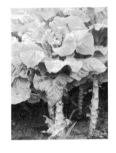

비타민 A가 풍부하고, 비타민 B1 · B2, 철분, 칼슘 등 미네랄이 많이 들어 있으며, 리신 · 티로신 등 필수 아미노산도 풍부하게 들어 있다.

오장의 기능을 좋게 하여 경맥을 통하게 하고 가슴에 맺힌 열을 제거하며 근육과 뼈를 보양하고 숙취를 해소하며 스트레스를 해소하고 모유를 늘리며 유방암을 예방하고 피를 맑게 하며 치아를 희게 한다.

빈혈, 골다공증, 피부 노화 등의 예방, 여드름, 변비, 우울증, 신경성 두통 등을 치료하기도 하지만 성질이 차기 때문에 태양인과 소양인에게는 맞지 않는다. 많이 먹으면 졸릴 수 있다. 참고로, 상추와 꿀은 궁합이 맞지 않는다.

상추 천연 발효 식초 만들기

상추 효소 발효액 1ℓ, 막걸리 1병, 생수 3ℓ, 식초 발효 병,
모시 천, 고무줄

1 소독한 별도의
식초 발효 병에
막걸리 1병을
붓는다.

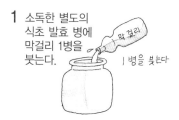

2 ❶에 상추 효소 발효액 1ℓ와
생수 3ℓ를 붓고 골고루 섞는다.

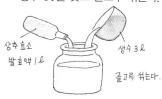

3 ❷의 주둥이를 모시 천으로
덮고 고무줄로
묶는다.

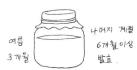

4 ❸을 여름에는 3개월, 나머지
계절은 6개월 이상 발효
시키면 식초가 된다.

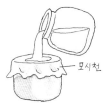

5 ❹를 모시 천으로 걸러낸 다음
1년 이상 숙성시키면 천연
식초가 된다.

상추 효소 만들기

①싱싱한 상추를 준비하여 물로 세척한 뒤 물기를 대충 털어낸 후 물기가 조금 있는 상태로 듬성듬성 썰어서 동량의 노란설탕의 절반으로 버무린 뒤 유리 단지나 항아리에 넣고 그 위를 남아 있는 설탕으로 덮고 뚜껑을 밀봉한다.

②1~3개월 뒤 효소액이 나오면 건더기를 걸러낸 뒤 효소액을 밀봉하고 12개월간 숙성시킨다. 몇 개월 간격으로 곰팡이가 보이면 제때 제거한다.

배추 식초

Dr's advice

배추는 감기를 물리치는 특효약으로 꼽힌다. 약간 마른 배추를 뜨거운 물을 붓고 사흘쯤 두면 식초 맛이 나는데 이것을 제수라고 한다. 제수는 가래를 없애주는 약효가 뛰어나 감기로 인한 기침과 가래 증상을 해소하는데 아주 좋다고 한다. 중국에서도 몸을 따뜻하게 해주는 채소로 알려져 배추 고갱이로 끓인 수프를 감기 예방약으로 이용한다. 배추가 감기에 효과적인 이유는 배추에 풍부하게 함유되어 있는 비타민 C 덕분이다.

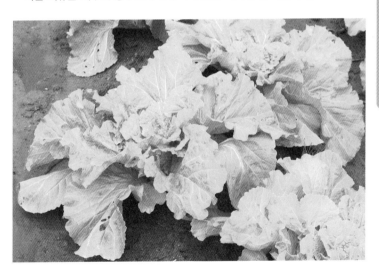

생태와 특징

중국 원산이다. 겉잎은 달걀을 거꾸로 세워놓은 모양이고 잎 중앙에 넓은 흰색의 가운데 맥이 있으며 녹색이거나 연한 녹색이다. 뿌리에 달린 잎은 땅에 깔리고 가장자리에 불규칙한 톱니가 있으며 양쪽 면에 주름이 있다. 줄기에 달린 잎은 줄기를 싼다.

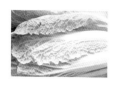

배추의 효능

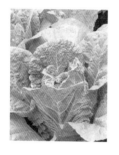

배추는 무엇보다 감기를 물리치는 특효약으로 꼽힌다. 배추를 약간 말려서 뜨거운 물을 붓고 사흘쯤 두면 식초 맛이 나는데 이것을 제수라고 한다. 제수는 가래를 없애주는 약효가 뛰어나 감기로 인한 기침과 가래 증상을 해소하는 데 아주 좋다고 한다. 중국에서도 몸을 따뜻하게 해주는 채소로 알려져 배추 고갱이로 끓인 수프를 감기 예방약으로 이용한다.

배추가 감기에 효과적인 이유는 배추에 풍부하게 함유되어 있는 비타민 C 덕분이다. 배추 속에 농축되어 있는 비타민 C는 열을 가하거나 소금에 절여도 잘 파괴되지 않는 특징이 있다. 이밖에도 배추에는 체내에서 비타민 A로 작용하는 카로틴을 비롯해 칼슘, 식이섬유, 철분, 칼슘 등이 들어 있다. 배춧국을 끓였을 때 구수한 향미를 내주는 것은 시스틴이라는 아미노산 성분 때문이다.

배추 천연 발효 식초 만들기

준비할 재료

배추 효소 발효액 1ℓ, 막걸리 1병, 생수 3ℓ, 식초 발효 병, 모시 천, 고무줄

1 소독한 별도의 식초 발효 병에 막걸리 1병을 붓는다.

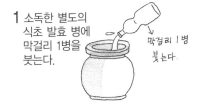

막걸리 1병 붓는다.

2 ❶에 배추 효소 발효액 1ℓ와 생수 3ℓ를 붓고 골고루 섞는다.

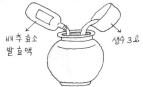

배추 효소 발효액 생수 3ℓ

3 ❷의 주둥이를 모시 천으로 덮고 고무줄로 묶는다.

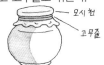

모시 천 고무줄

4 ❸을 여름에는 3개월, 나머지 계절은 6개월 이상 발효시키면 식초가 된다.

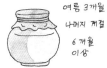

여름 3개월 나머지 계절 6개월 이상

5 ❹를 모시 천으로 걸러낸 다음 1년 이상 숙성시키면 천연 식초가 된다.

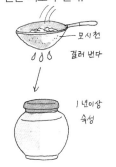

모시천 걸러 낸다

1년이상 숙성

배추 효소 만들기

①싱싱한 배추를 물로 세척한 뒤 물기를 대충 털어내고 물기가 조금 있는 상태로 뿌리를 포함한 전초를 듬성듬성 썰어서 동량의 노란설탕의 절반으로 버무린 뒤 유리 단지나 항아리에 넣고 그 위를 남아 있는 설탕으로 덮고 뚜껑을 밀봉한다.

②1~3개월 뒤 효소액이 나오면 건더기를 걸러낸 뒤 효소액을 밀봉하고 12개월간 숙성시킨다. 몇 개월 간격으로 곰팡이가 보이면 제때 제거한다.

폐암의 발생률을 낮춰주는 효능이 증명된

시금치 식초

Dr's advice

여러 가지 실험 결과 암 예방 효과가 밝혀졌는데 이는 시금치에 들어 있는 베타-카로틴에 의한 것이다. 특히 시금치는 흡연자에게서 많이 발생되는 폐암의 발생률을 낮춰주는 효능이 증명되었다. 1969년에 일본의 과학자들은 동물 실험에서 시금치가 혈중 콜레스테롤 수치를 낮추는 것을 발견하였다. 즉, 시금치는 콜레스테롤이 코프로스타놀로 바뀌는 것을 촉진시켜 이를 쉽게 체외로 배출시키므로 저절로 콜레스테롤이 감소되는 것이다.

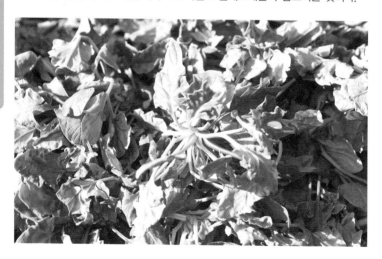

생태와 특징

아시아 서남부 원산으로서 한국에는 조선 초기에 중국에서 전해진 것으로 보이며 흔히 채소로 가꾼다. 높이 약 50cm이다. 뿌리는 육질이고 연한 붉은색이며 굵고 길다. 원줄기는 곧게 서고 속이 비어 있다. 잎은 어긋나고 잎자루가 있으며 밑부분이 깊게 갈라지고 윗부분은 밋밋하다. 밑동의 잎은 긴 삼각모양이거나 달걀 모양이고 잎자루는 위로 갈수록 점차 짧아진다.

시금치의 효능

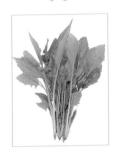

시금치의 여러 가지 실험 결과 암 예방의 효과가 밝혀졌는데 이는 시금치에 들어 있는 베타-카로틴에 의한 것이다. 특히 시금치는 흡연자에게서 많이 발생되는 폐암의 발생률을 낮춰주는 효능이 증명되었다.

1969년에 일본의 과학자들은 동물 실험에서 시금치가 혈중 콜레스테롤 수치를 낮추는 것을 발견하였다. 즉, 시금치는 콜레스테롤이 코프로스타놀(coprostanol)로 바뀌는 것을 촉진시켜 이를 쉽게 체외로 배출시키므로 저절로 콜레스테롤이 감소된다고 하였다.

시금치는 인체에 유독한 요산을 분리·배설시키므로 류머티즘이나 통풍 치료에 효과적이다.

헤모글로빈의 성분이 되는 철이 많고 철의 흡수를 돕는 비타민 C도 풍부하므로 빈혈 예방에 안성맞춤이다. 비타민 A와 C가 둘 다 많기 때문에 감기 예방, 거친 피부, 기관지염 등에도 효과가 있다. 그 밖에 비타민 B1·B2, 칼슘 등 부족하기 쉬운 영양소를 함유하기 때문에 허약 체질이나 쉬 피로해지는 사람의 체질 개선에 이상적이다.

시금치 천연 발효 식초 만들기

시금치 효소 발효액 1ℓ, 막걸리 1병, 생수 3ℓ, 식초 발효 병, 모시 천, 고무줄

1 소독한 별도의 식초 발효 병에 막걸리 1병을 붓는다.

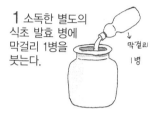

막걸리 1병

2 ❶에 시금치 효소 발효액 1ℓ와 생수 3ℓ를 붓고 골고루 섞는다.

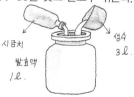

시금치 발효액 1ℓ.

생수 3ℓ.

3 ❷의 주둥이를 모시 천으로 덮고 고무줄로 묶는다.

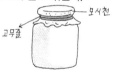

모시천

고무줄

여름에는 3개월

나머지 6개월 이상 발효

4 ❸을 여름에는 3개월, 나머지 계절은 6개월 이상 발효시키면 식초가 된다.

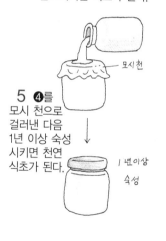

모시천

5 ❹를 모시 천으로 걸러낸 다음 1년 이상 숙성시키면 천연 식초가 된다.

1년이상 숙성

효소 만들기

①싱싱한 시금치를 준비하여 물로 세척한 뒤 물기를 대충 털어낸 후 물기가 조금 있는 상태로 듬성듬성 썰어서 동량의 노란설탕의 절반으로 버무린 뒤 유리 단지나 항아리에 넣고 그 위를 남아 있는 설탕으로 덮고 뚜껑을 밀봉한다.

②1~3개월 뒤 효소액이 나오면 건더기를 걸러낸 뒤 효소액을 밀봉하고 12개월간 숙성시킨다. 몇 개월 간격으로 곰팡이가 보이면 제때 제거한다.

각종 심혈관 질환을 예방하는

갓 식초

Dr's advice

갓은 독특한 향이 있으며 톡 쏘는 매운맛과 섬유질이 적고, 잎과 줄기에 잔털이 없으며 연하고 부드러운 연녹색 채소로 다른 채소에 비해 단백질 함량이 높고, 비타민 A와 C가 많은 것이 특징이다. 칼슘이 발효에 의해 젖산과 결합하여 젖산칼슘으로 되고 인과 결합해 뼈의 주성분이 되어 사람의 골격 형성에 중요한 작용을 한다. 또, 눈을 밝게 해주고, 기침을 그치게 하며 기를 하강시켜 속을 따뜻하게 하여 냉병·대하 치료, 머리와 얼굴의 풍(風)을 예방하는 데 효능이 있다고 한다. 최근에 토종 갓에 암을 예방하는 '시니그린' 물질이 함유된 것이 밝혀져 더욱더 각광을 받고 있다.

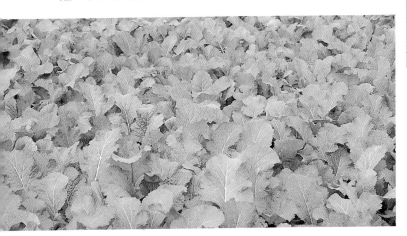

생태와 특징

배추속. 두해살이풀. 전국. 밭에서 채소로 재배하고, 꽃은 4월에 노란색 총상화서로 피며, 열매는 원기둥 모양 각과로 6~8월에 익는다. 한자로 개채(芥菜) 또는 신채(辛菜)라고도 한다. 중국에서는 BC 12세기 주(周)나라 때 이 종자를 향신료로 사용하였다고 하며, 한국에서도 채소류로 널리 재배한다.

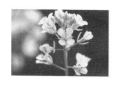

갓의 효능

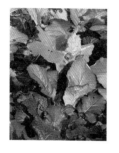 갓에는 엽산이 풍부하게 들어 있는데, 이 엽산 성분이 단백질과 핵산의 합성에 작용하여 아이들의 발육을 촉진시켜 주는 작용을 할 뿐만 아니라 갓을 꾸준히 챙겨 먹으면 성인병을 예방하는 데 많은 도움이 된다.

갓에는 무기질은 물론, 비타민 성분 역시 풍부하게 함유되어 있어 콜레스테롤 수치를 낮추어주어 각종 심혈관 질환의 예방에 도움이 된다. 갓에는 비타민 A와 C가 풍부하게 함유되어 있어 면역력 강화에 많은 도움이 되어 건강을 지켜준다.

갓에는 항산화 물질인 '카로티노이드' 성분은 물론, 페놀, 엽록소 성분이 풍부하게 함유되어 있어 활성산소를 제거해 노화를 방지하는 데 많은 도움이 된다.

갓 천연 발효 식초 만들기

갓 효소 발효액 1ℓ, 막걸리 1병, 생수 3ℓ, 식초 발효 병,
모시 천, 고무줄

1 소독한 별도의 식초 발효 병에
막걸리 1병을 붓는다.

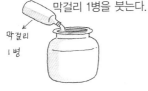

막걸리
1병

4 ❸을 여름에는 3개월,
나머지 계절은 6개월
이상 발효시키면
식초가 된다.

2 ❶에 갓 효소 발효액 1ℓ와
생수 3ℓ를 붓고 골고루 섞는다.

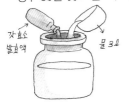

갓 효소
발효액   물 3ℓ

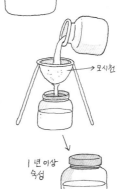

모시천

1년 이상
숙성

3 ❷의 주둥이를 모시 천으로
덮고 고무줄로 묶는다.

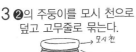

모시 천
고무줄

5 ❹를 모시
천으로 걸러낸 다음 1년 이상
숙성시키면 천연 식초가 된다.

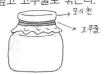

갓 효소 만들기

①싱싱한 갓을 준비하여 물로
세척한 뒤 물기를 대충 털어낸 후
물기가 조금 있는 상태로 듬성듬
성 썰어서 동량의 노란설탕의 절
반으로 버무린 뒤 유리 단지나 항
아리에 넣고 그 위를 남아 있는 설
탕으로 덮고 뚜껑을 밀봉한다.

②1~3개월 뒤 효소액이 나오면
건더기를 걸러낸 뒤 효소액을 밀
봉하고 12개월간 숙성시킨다. 몇
개월 간격으로 곰팡이가 보이면
제때 제거한다.

혈압을 낮춰주는 기능이 탁월한

미나리 식초

Dr's advice

미나리의 독특한 향과 맛을 내는 정유 성분은 입맛을 돋워줄 뿐만 아니라, 정신을 맑게 하고 혈액을 정화하는 힘을 지니고 있다. 해독작용도 뛰어나 체내의 각종 독소들을 해독하는 데 특효약이라고 한다. 미나리의 가장 주목할 만한 효능은 혈압을 낮춰주는 기능을 한다는 점이다. 이 때문에 고혈압 환자에게는 더없이 좋은 식품이며, 신경쇠약증이나 스트레스 해소에도 도움이 된다. 야생미나리 중에는 독미나리도 있어 이를 잘못 먹고 식중독을 일으키는 경우도 있으므로 주의를 기울여야 한다.

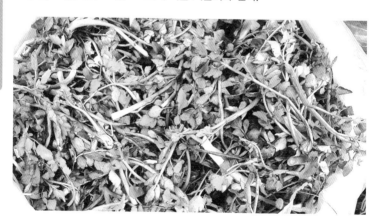

생태와 특징

습지에서 자라고 흔히 논에 재배한다. 줄기 밑 부분에서 가지가 갈라져 옆으로 퍼지고 가을에 기는줄기의 마디에서 뿌리가 내려 번식한다. 줄기는 털이 없고 향기가 있으며 높이가 20~50cm이다. 잎은 어긋나고 길이가 7~15cm이며 1~2회 깃꼴겹잎이고 잎자루는 위로 올라갈수록 짧아진다. 작은잎은 달걀 모양이고 길이가 1~3cm, 폭이 7~15mm이며 끝이 뾰족하고 가장자리에 톱니가 있다.

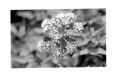

미나리의 효능

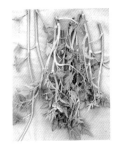

　미나리의 독특한 향과 맛을 내는 정유 성분은 입맛을 돋워줄 뿐만 아니라, 정신을 맑게 하고 혈액을 정화하는 힘을 지니고 있다.

　해독작용도 뛰어나 체내의 각종 독소들을 해독하는 데 특효약이라고 한다. 그래서 잦은 술자리의 해독에는 미나리 생즙이나 미나리를 넣은 해장국을 먹는 것이 좋다. 또 미나리는 간장 질환이나 생즙 요법에 필수적인 식품이므로 황달이나 복수가 차는 증상, 기타 급·만성 간염 및 간경변증에 많이 쓰인다.

　미나리의 가장 주목할 만한 효능은 혈압을 낮춰주는 기능을 한다는 점이다. 이 때문에 고혈압 환자에게는 더없이 좋은 식품이며, 신경 쇠약증이나 스트레스 해소에도 도움이 된다.

　지혈 효과도 있어 여성들의 하혈에도 좋고, 담담한 맛이 신장에 작용해 소변을 쉽게 보게 한다. 그 밖에도 빈혈과 변비의 예방과 치료, 뇌졸중의 후유증 등에도 효과가 있는 것으로 알려져 있다.

미나리 천연 발효 식초 만들기

준비할 재료

미나리 효소 발효액 1ℓ, 막걸리 1병, 생수 3ℓ, 식초 발효 병,
모시 천, 고무줄

1 소독한 별도의 식초
발효 병에 막걸리
1병을 붓는다.

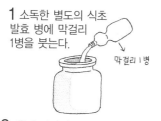

막걸리 1병

4 ❸을 여름에는 3개월, 나머지 계절은
6개월 이상 발효시키면 식초가 된다.

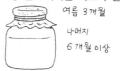

여름 3개월

나머지

6개월 이상

2 ❶에 미나리 효소 발효액 1ℓ와
생수 3ℓ를 붓고 골고루 섞는다.

미나리
발효액
1ℓ

생수
3ℓ

5 ❹를 모시 천으로 걸러낸 다음
1년 이상 숙성시키면 천연
식초가 된다.

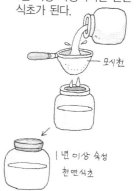

모시천

1년 이상 숙성

천연식초

3 ❷의 주둥이를 모시 천으로
덮고 고무줄로 묶는다.

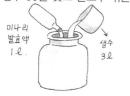

모시

고무줄

미나리 효소 만들기

①뿌리를 제외한 싱싱한 미나리
를 준비하여 물로 세척한 뒤 물기
를 대충 털어낸 후 물기가 조금 있
는 상태로 듬성듬성 썰어서 동량
의 노란설탕의 절반으로 버무린
뒤 유리 단지나 항아리에 넣고 그

위를 남아 있는 설탕으로 덮고 뚜
껑을 밀봉한다.

②1~3개월 뒤 효소액이 나오면
건더기를 걸러낸 뒤 효소액을 밀
봉하고 12개월간 숙성시킨다. 몇
개월 간격으로 곰팡이가 보이면
제때 제거한다.

혈액순환과 골다공증 예방에도 효과가 좋은

양상추 식초

Dr's advice

양상추는 철과 마그네슘을 다량으로 함유하고 있다. 철은 체내에서 가장 활성이 강한 원소이며 간장과 비장에 저장되어 있다. 피가 부족하면 적혈구를 신속하게 만들어주기도 하고, 출혈 후 갑자기 철이 감소되었을 때 신체의 어디라도 철의 광물성 화합물을 보급할 수 있도록 특별한 목적을 갖고 간장에 저장되어 있는 것이다. 양상추에 함유되어 있는 마그네슘은 근육 조직, 뇌, 신경계 조직을 활발하게 한다.

살아 있는 마그네슘 유기염은 특히 신경계와 폐 조직의 세포를 만드는 데 큰 도움을 준다. 이 유기염은 또한 혈액의 유동성을 좋게 하며 신체의 대사 작용에도 좋은 효과가 있다.

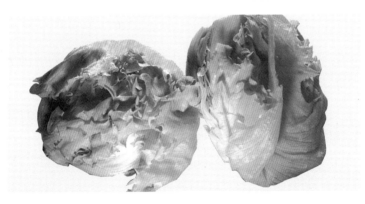

생태와 특징

결구상추 또는 통상추라고도 한다. 유럽 남부와 서아시아가 원산지이며, 유럽과 미국에서 오래 전부터 샐러드용으로 재배하였다. 프랑스에서는 1880년경에 40개 품종이 있었고, 미국에는 유럽에서 도입되어 재배하기 시작했다. 한국에서는 해방 이후 미군들이 들어온 후에 군납용으로 재배하면서 널리 퍼졌다.

채소로 만드는 천연 발효 식초

양상추의 효능

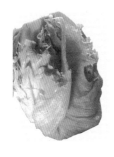

양상추는 철과 마그네슘을 다량으로 함유하고 있다. 철은 체내에서 가장 활성이 강한 원소이며 간장과 비장에 저장되어 있다. 피가 부족하면 적혈구를 신속하게 만들어주기도 하고, 출혈 후 갑자기 철이 감소되었을 때 신체의 어디라도 철의 광물성 화합물을 보급할 수 있도록 특별한 목적을 갖고 간장에 저장되어 있는 것이다. 또한 섭취한 식품이 살아 있는 유기 형태로 철을 충분히 함유하고 있지 않을 경우에도 이를 보완하도록 되어 있다. 비장에 있는 철은 혈액이 적절한 기능을 하는 데 필요한 축전지 역할을 하고 있다.

양상추에 함유되어 있는 마그네슘은 근육 조직, 뇌, 신경계 조직을 활발하게 한다. 살아 있는 마그네슘 유기염은 특히 신경계와 폐 조직의 세포를 만드는 데 큰 도움을 준다. 이 유기염은 또한 혈액의 유동성을 좋게 하며 신체의 대사 작용에도 좋은 효과가 있다.

양상추는 규소를 80% 이상 함유하고 있는데, 이것은 유황·인과 함께 피부, 속눈썹, 모발의 유지와 발육에 효과가 있다.

양상추 천연 발효 식초 만들기

양상추 효소 발효액 1ℓ, 막걸리 1병, 생수 3ℓ, 식초 발효 병,
모시 천, 고무줄

1 소독한 별도의 식초 발효 병에
막걸리 1병을 붓는다.

막걸리
1병

4 ❸을 여름에는 3개월, 나머지 계절은
6개월 이상 발효시키면 식초가 된다.

2 ❶에 양상추 효소 발효액 1ℓ와
생수 3ℓ를 붓고 골고루 섞는다.

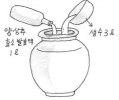

양상추
효소 발효액
1ℓ

생수 3ℓ

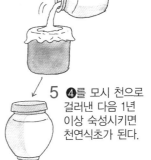

5 ❹를 모시 천으로
걸러낸 다음 1년
이상 숙성시키면
천연식초가 된다.

3 ❷의 주둥이를 모시 천으로
덮고 고무줄로 묶는다.

모시 천

고무줄

양상추 효소 만들기

①싱싱한 양상추를 준비하여 물로 세척한 뒤 물기를 대충 털어낸 후 물기가 조금 있는 상태로 듬성듬성 썰어서 동량 노란설탕의 절반으로 버무려 유리 단지나 항아리에 넣고 그 위를 남아 있는 설탕으로 덮고 뚜껑을 밀봉한다.

②1~3개월 뒤 효소액이 나오면 건더기를 걸러낸 뒤 효소액을 밀봉하고 12개월간 숙성시킨다. 몇 개월 간격으로 곰팡이가 보이면 제때 제거한다.

골다공증 치료와 예방에 매우 도움이 되는

머위 식초

Dr's advice

머위는 정유 성분 향기인 텍스추어와 페놀류가 많아서 독특한 쓴맛과 떫은맛이 나는데, 머위 잎에는 비타민 A가 많이 함유되어 있다. 소화를 도와주는 폴리페놀 성분이 다량으로 들어 있다. 예로부터 머위를 달여 꾸준히 마시게 되면 천식 증상이 완화되고 기침을 멎게 해 주며 가래를 삭혀준다고 하고 또한 머위의 뿌리를 먹으면 편두통을 완화시켜 주는 작용을 한다고 하였다. 알칼리성을 띠는 머위는 산성으로 변해가는 체질을 중화시켜 주고 콜레스테롤을 정상적으로 유지할 수 있도록 도와주며 성인병 예방과 함께 동맥경화, 뇌출혈 등의 심혈관 질환에 도움을 준다.

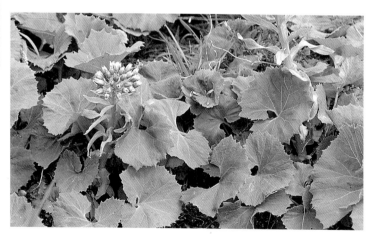

생태와 특징

산록의 다소 습기가 있는 곳에서 잘 자란다. 굵은 땅속줄기가 옆으로 뻗으면서 끝에서 잎이 나온다. 뿌리잎은 잎자루가 길고 신장(腎臟) 모양이며 가장자리에 치아상의 톱니가 있고 전체적으로 꼬부라진 털이 있다. 이른봄에 잎보다 먼저 꽃줄기가 자라고 꽃이삭은 커다란 포로 싸여 있다.

머위의 효능

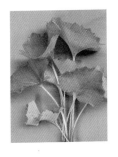

머위의 첫 번째 효능으로는 골다공증 예방과 변비 개선을 뽑을 수 있다. 머위에는 칼슘은 기본이고 비타민 A부터 비타민 B1·B2 등 매우 다양한 영양소가 함유되어 있다. 칼슘은 뼈에 매우 유익해서 골다공증의 치료와 예방에 상당한 도움이 되며 관절염의 치료에도 상당히 좋다. 그리고 섬유질도 꽤 많이 함유되어 있어 소화가 잘 되지 않는 사람들에게 아주 좋다.

두 번째 효능으로는 기관지와 폐의 건강을 유지하는 데 탁월하다고 할 수 있다. 옛날부터 머위는 호흡 기관에 상당히 좋은 것으로 알려져 왔고 치료에도 상당히 많이 사용해 왔다. 머위는 우리 호흡 기관에 흡수하게 되면 호흡기의 분비물 증가를 도와주고 기침을 멈추게 한다.

머위의 세 번째 효능으로는, 소화가 제대로 되지 않아 음식을 먹으면 자주 배가 아프다거나 변비나 설사 증세에 아주 좋다고 할 수 있다. 이는 머위에 풍부하게 함유되어 있는 폴리페놀이라는 성분 때문인데 이 폴리페놀은 우리 몸의 소화 기능을 증진시켜 준다고 한다.

머위 천연 발효 식초 만들기

준비할 재료

머위 효소 발효액 1ℓ, 막걸리 1병, 생수 3ℓ, 식초 발효 병, 모시 천, 고무줄

1 소독한 별도의 식초 발효 병에 막걸리 1병을 붓는다.

막걸리 1병

4 ❸을 여름에는 3개월, 나머지 계절은 6개월 이상 발효시키면 식초가 된다.

2 ❶에 머위 효소 발효액 1ℓ와 생수 3ℓ를 붓고 골고루 섞는다.

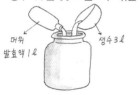

머위 발효액 1ℓ

생수 3ℓ

3 ❷의 주둥이를 모시 천으로 덮고 고무줄로 묶는다.

모시천

고무줄

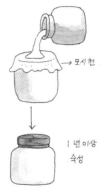

모시천

1년 이상 숙성

5 ❹를 모시 천으로 걸러낸 다음 1년 이상 숙성시키면 천연 식초가 된다.

머위 효소 만들기

①머위는 뿌리의 약성이 더 좋으므로 뿌리채 머위대와 잎을 물기가 조금 있는 상태로 듬성듬성 썰어서 동량의 노란설탕의 절반으로 버무린 뒤 유리 단지나 항아리에 넣고 그 위를 남아 있는 설탕으로 덮고 뚜껑을 밀봉한다.

②1~3개월 뒤 효소액이 나오면 건더기를 걸러낸 뒤 효소액을 밀봉하고 12개월간 숙성시킨다. 몇 개월 간격으로 곰팡이가 보이면 제때 제거한다.

뇌졸중, 고혈압 등 각종 성인병 예방에 좋은
쑥갓 식초

Dr's advice

쑥갓 하면 특유의 향을 떠올릴 수가 있는데 이 독특한 향은 쑥갓에 함유되어 있는 벤즈알데히드 정유 성분이라고 한다. 이 성분이 위를 따뜻하게 하고, 식욕을 향상시키는 작용을 한다. 쑥갓 100g 기준으로 칼륨의 함유량이 260mg일 정도로 높아 우리 몸에 쌓여 있는 나트륨을 배출시켜 주기 때문에 고혈압이나 뇌졸중 등의 각종 성인병 예방에 도움이 된다.

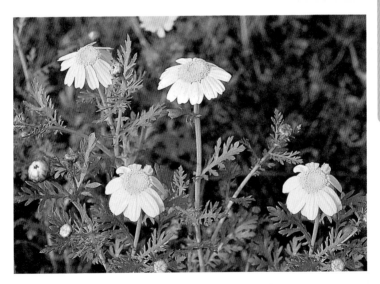

생태와 특징

높이 30~60cm이다. 전체적으로 털이 없고 독특한 향기가 있다. 잎은 어긋나고 2회깃꼴로 깊게 갈라지며 약간 육질이고 잎자루가 없다. 꽃은 6~8월에 노란색 또는 흰색으로 피는데, 가지와 원줄기 끝에 두화(頭花)가 1개씩 달리고 지름은 3cm 안팎이다.

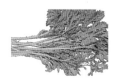

쑥갓의 효능

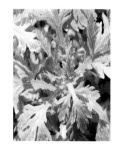

잎이 싱싱하고 색이 진하며 광택이 있는 것이 좋다. 줄기가 너무 굵지 않고 줄기 아래쪽에도 잎이 붙어 있는 것이 좋다. 잎이 시들거나 갈색으로 변한 것, 줄기가 단단한 것은 피한다.

카로틴의 함량이 시금치보다 높다. 또 비타민 B2·C, 칼슘, 철분 등도 품부하며 아니노산의 일종인 리진도 많이 함유되어 있다. 쑥갓 즙은 암을 예방하고 면역력을 강화해 줄 뿐만 아니라 빈혈 개선에도 효과가 있다.

쑥갓의 독특한 향기는 벤즈알데히드 등의 정유 성분 때문인데, 이들 성분은 위장의 소화 흡수를 촉진시키고 가래를 제거한다.

쑥갓은 대표적으로 변비와 피부에 좋다. 쑥갓의 향이 자율신경을 자극하여 장의 움직임을 활발하게 해주며 비타민 C가 풍부해 기미나 주근깨를 제거하는 등, 피부미용에 좋은 효능을 보인다.

또한 쑥갓에는 비타민 B와 철분이 풍부해 빈혈의 예방과 치료에 좋으며 칼륨 또한 풍부하게 함유되어 있어 뇌졸중, 고혈압 등, 각종 성인병 예방에도 도움을 준다.

쑥갓 천연 발효 식초 만들기

쑥갓 효소 발효액 1ℓ, 막걸리 1병, 생수 3ℓ, 식초 발효 병,
모시 천, 고무줄

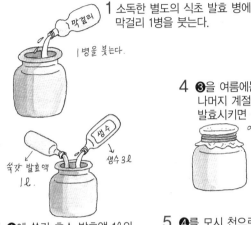

1 소독한 별도의 식초 발효 병에
막걸리 1병을 붓는다.

| 병을 붓는다.

쑥갓 발효액
1ℓ.

생수 3ℓ

2 ❶에 쑥갓 효소 발효액 1ℓ와
생수 3ℓ를 붓고 골고루 섞는다.

모시천
고무줄

3 ❷의 주둥이를
모시 천으로
덮고 고무줄로
묶는다.

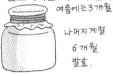

4 ❸을 여름에는 3개월,
나머지 계절은 6개월 이상
발효시키면 식초가 된다.

여름에는 3개월

나머지 계절
6개월
발효.

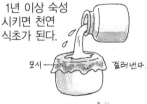

5 ❹를 모시 천으로 걸러낸 다음
1년 이상 숙성
시키면 천연
식초가 된다.

모시

걸러낸다.

쑥갓 효소 만들기

①싱싱한 쑥갓 지상부를 준비하
여 흐르는 물로 깨끗이 세척한 뒤
물기를 대충 털어낸 후 물기가 조
금 있는 상태로 듬성듬성 썰어서
동량의 노란설탕의 절반으로 버무
린 뒤 유리 단지나 항아리에 넣고

그 위를 남아 있는 설탕으로 덮고
뚜껑을 밀봉한다.

②1~3개월 뒤 효소액이 나오면
건더기를 걸러낸 뒤 효소액을 밀
봉하고 12개월간 숙성시킨다. 몇
개월 간격으로 곰팡이가 보이면
제때 제거한다.

골다공증 등의 예방에 좋은

아욱 식초

Dr's advice

아욱은 성질이 차서 막힌 곳을 뚫어주는 작용을 하고 열로 인한 소변불통
이나 변비에 좋아 숙변 제거에 도움이 된다. 열로 인한 피부 발진에도 좋
고 숙취 해소에도 도움이 된다. 성장기 어린이들에게 좋은 비타민 A, 칼
슘, 인, 단백질 성분도 많다. 산모의 모유 수유에도 도움이 되고 그 밖에
피로 회복과 강장제 역할도 한다.

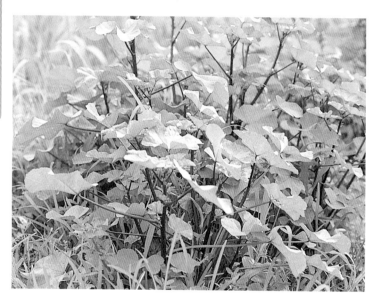

생태와 특징

　습기가 많은 밭에서 잘 자란다. 높이 60~90cm이다. 줄기는 곧게 서며 긴
성모(星毛:여러 갈래로 갈라진 별 모양의 털)가 난다. 잎은 어긋나고 둥글며 5
~7갈래로 얕게 갈라지고 가장자리에 뭉툭한 톱니가 있다.

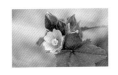

아욱의 효능

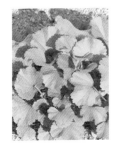

'가을 아욱국은 사립문을 닫고 먹는다'는 속담이 있듯이 그만큼 가을 아욱은 유난히 맛도 좋고 영양가가 높다. 예전 중국에서 오체의 으뜸이라 불렸을 정도로 단백질이나 지질, 무기질과 칼슘 등이 풍부해 영양가가 아주 높은 알칼리 식품이다.

아욱은 성질이 차서 막힌 곳을 뚫어주는 작용을 하고 열로 인한 소변불통이나 변비에 좋아 숙변 제거에 도움이 된다.

열로 인한 피부 발진에도 좋고 숙취 해소에도 도움이 된다. 성장기 어린이들에게 좋은 비타민 A, 칼슘, 인, 단백질 성분도 많다.

산모의 모유 수유에도 도움이 되고 그 밖에 피로 회복과 강장제 역할도 한다.

아욱은 성질이 차갑고 매끄러워 대소변을 용이하게 볼 수 있도록 도움을 주는 효능이 있다.

특히 아욱의 씨는 동규자라 하여 시중에서도 손쉽게 구할 수 있는데 동규자차를 꾸준히 복용하면 변비를 막고 오래된 숙변 해결에도 효능이 있는 것으로 알려져 있다.

또한 아욱은 뼈를 튼튼하게 하여 골다공증 등의 예방에도 좋다.

아욱 천연 발효 식초 만들기

아욱 효소 발효액 1ℓ, 막걸리 1병, 생수 3ℓ, 식초 발효 병,
모시 천, 고무줄

1 소독한 별도의 식초
발효 병에 막걸리
1병을 붓는다.

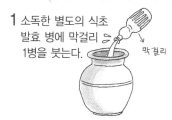

2 ❶에 아욱 효소 발효액 1ℓ와
생수 3ℓ를 붓고 골고루 섞는다.

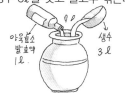

3 ❷의 주둥이를 모시 천으로
덮고 고무줄로 묶는다.

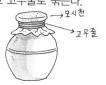

4 ❸을 여름에는 3개월, 나머지
계절은 6개월 이상 발효시키
면 식초가 된다.

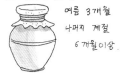

5 ❹를 모시 천으로 걸러낸 다음
1년 이상 숙성시키면 천연
식초가 된다.

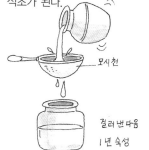

아욱 효소 만들기

①뿌리가 달려 있는 싱싱한 아
욱을 준비하여 물로 세척한 뒤 물
기를 대충 털어낸 후 물기가 조금
있는 상태로 듬성듬성 썰어서 동
량의 노란설탕의 절반으로 버무린
뒤 유리 단지나 항아리에 넣고 그
위를 남아 있는 설탕으로 덮고 뚜
껑을 밀봉한다.

②1~3개월 뒤 효소액이 나오면
건더기를 걸러낸 뒤 효소액을 밀
봉하고 12개월간 숙성시킨다. 몇
개월 간격으로 곰팡이가 보이면
제때 제거한다.

이뇨작용이 있어서 혈압을 내려주는

무 식초

Dr's advice

우리나라 토종 무는 소화와 해독에 효과가 뛰어나고 원기를 높이는 데도 산삼에 버금간다. 그 중에서 특히 열무는 산삼을 대용할 만큼 약성이 높다. 무는 즙을 내어 먹으면 지해 · 지혈과 소독 · 해열이 되고, 삶아서 먹으면 담증을 없애주고 식적(食積)을 제거하여 준다. 무의 디아스타제라는 소화 효소가 소화를 돕고 위장을 튼튼하게 만든다는 것은 널리 알려진 사실이다. 또 발암 물질을 해독하는 작용이 있기도 하다. 그런데 최근 일본에서는 무의 영양 가치가 또 한 번 사람들의 입에서 화제가 되고 있다. 무 주스로 각종 증상에 효과를 봤다는 사람이 속출하고 있기 때문이다.

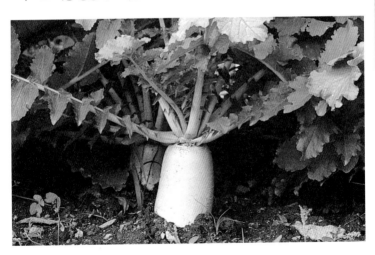

생태와 특징

십자화과에 속하는 초본식물. 무수, 무시라고도 부른다. 중국을 통하여 들어온 재래종 무는 길이가 20㎝ 정도 되며, 깍두기나 김치용으로 쓰는 무이다. 원산지는 지중해 연안으로, 우리 나라 채소 중 재배 면적이 가장 크다.

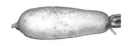

무의 효능

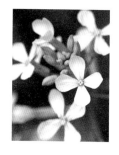

무는 즙을 내어 먹으면 지해(止咳)·지혈(止血)과 소독·해열이 된다. 삶아서 먹으면 담증을 없애주고 식적(食積)을 제거하여 준다. 무는 디아스타제 같은 전분 소화 효소는 물론 단백질 분해 효소도 가지고 있어서 소화작용을 돕는다. 고기나 생선회를 먹을 때 무와 같이 먹거나 무즙을 내어 여기에 찍어 먹으면 좋다. 또한 무즙은 담을 삭혀주는 거담작용을 해주기 때문에 감기에 걸렸을 때 엿을 넣고 즙을 내서 먹으면 좋고, 니코틴을 중화하는 해독작용이 있으므로 담배를 피우는 사람은 무를 자주 먹는 것이 좋다. 노폐물 제거 작용, 소염작용, 이뇨작용이 있어서 혈압을 내려주며, 담석을 용해하는 효능이 있어 담석증을 예방해 주기도 한다.

〈본초강목〉 등의 기록에는 무 생즙은 소화를 촉진시키고 독을 푸는 효과가 있으며 오장을 이롭게 하고 몸을 가볍게 하면서 살결을 부드럽게 해준다고 했다. 또 무즙은 담을 제거하고 기침을 그치게 하는가 하면 각혈을 다스리고 속을 따뜻하게 하며 빈혈을 보한다고 했다. 생즙을 마시면 설사를 다스린다는 기록도 있다.

무 천연 발효 식초 만들기

무 효소 발효액 1ℓ, 막걸리 1병, 생수 3ℓ, 식초 발효 병, 모시 천, 고무줄

1 소독한 별도의 식초 발효 병에 막걸리 1병을 붓는다.

막걸리 1병

2 ❶에 무 효소 발효액 1ℓ와 생수 3ℓ를 붓고 골고루 섞는다.

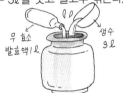

무 효소 발효액 1ℓ

생수 3ℓ

3 ❷의 주둥이를 모시 천으로 덮고 고무줄로 묶는다.

모시 천

고무줄

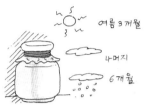

여름 3개월

나머지 6개월

4 ❸을 여름에는 3개월, 나머지 계절은 6개월 이상 발효시키면 식초가 된다.

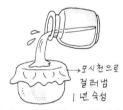

모시 천으로 걸러 냄 1년 숙성

5 ❹를 모시 천으로 걸러낸 다음 1년 이상 숙성시키면 천연 식초가 된다.

무 효소 만들기

①뿌리를 포함한 싱싱한 무 전초를 준비하여 물로 세척한 뒤 물기를 대충 털어낸 후 물기가 조금 있는 상태로 듬성듬성 썰어서 동량의 노란설탕의 절반으로 버무린 뒤 유리 단지나 항아리에 넣고 그 위를 남아 있는 설탕으로 덮고 뚜껑을 밀봉한다.

②1~3개월 뒤 효소액이 나오면 건더기를 걸러낸 뒤 효소액을 밀봉하고 12개월간 숙성시킨다. 몇 개월 간격으로 곰팡이가 보이면 제때 제거한다.

당근 식초

Dr's advice

당근의 대표 성분인 베타카로틴과 펠캐리놀이라는 성분이 항암 작용을 보여준다. 또 눈 건강에 꼭 필요한 성분은 비타민 A인데 당근이 가진 비타민 A는 눈 세포 구성에 꼭 필요한 성분으로, 당근에는 그 어떤 녹황색 채소보다 비타민 A가 많으며 야맹증을 개선한다. 카로틴 성분은 폐 속에 쌓여 있는 유해 물질과 니코틴을 몸 밖으로 배출시켜 주는 효과를 준다.

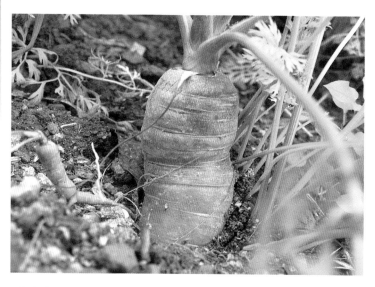

생태와 특징

미나리과의 2년초. 열매는 긴 타원형이고 가시 같은 털이 있다. 채소로 널리 심고 있는데 옛날에는 말의 사료로 알고 별로 즐기지 않았다. 비타민 A와 비타민 C가 많으며, 맛이 달아 나물, 김치, 샐러드 및 서양 요리에 주로 많이 이용된다.

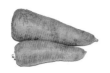

당근의 효능

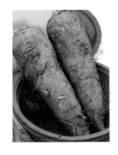

　당근은 당나라에서 처음 들어왔다고 해서 붙여진 이름이다. 색깔이 예뻐서 음식의 모양을 내기 위해 많이 쓰는데, 당근이 몸에 좋은 이유도 바로 이 색깔에 있다. 당근이 주홍빛을 띠는 것은 베타카로틴이라는 성분 때문으로, 색깔이 진할수록 베타카로틴이 많이 들어 있다. 다른 식품에도 베타카로틴이 들어 있긴 하지만 함유량이 당근을 따라오지 못한다.

　베타카로틴은 우리 몸 안에 들어가 비타민 A로 바뀌기 때문에 프로비타민 A라고도 한다. 비타민 A는 피부를 매끄럽게 하는 효과가 있어 부족하면 살결이 거칠어진다. 뿐만 아니라 피부의 저항력도 떨어져 여드름이 잘 생기고 쉽게 곪는다.

　또한 베타카로틴은 발암 물질과 독성 물질을 무력화시키고, 유해 산소가 세포를 손상시키는 것을 막는다. 예전에 일본에서는 당근을 인삼에 버금가는 약재로 여겼고, 고대 그리스와 로마에도 당근의 해독 작용에 대한 기록이 있다. 그 밖에도 당근은 비타민과 미네랄 등이 균형 있게 들어 있는 알칼리성 식품이어서 고기 등 산성 식품과 함께 먹으면 산성을 중화시킨다. 또한 홍역, 빈혈, 저혈압, 야맹증 등에도 효과가 있다.

당근 천연 발효 식초 만들기

당근 효소 발효액 1ℓ, 막걸리 1병, 생수 3ℓ, 식초 발효 병,
모시 천, 고무줄

1 소독한 별도의
식초 발효 병에
막걸리 1병을
붓는다.

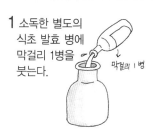

막걸리 1병

2 ❶에 당근 효소
발효액 1ℓ와 생수
3ℓ를 붓고 골고루
섞는다.

당근 효소
발효액 1ℓ. 생수 3ℓ

3 ❷의 주둥이를 모시 천으로
덮고 고무줄로 묶는다.

모시 천
고무줄

4 ❸을 여름에는 3개월, 나머지
계절은 6개월 이상 발효시키면
식초가 된다.

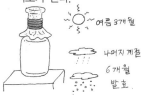

여름 3개월

나머지 계절
6개월
발효.

5 ❹를 모시 천으로 걸러낸 다음
1년 이상 숙성시키면 천연
식초가 된다.

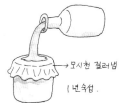

모시천 걸러냄

1년 숙성.

당근 효소 만들기

①싱싱한 당근을 준비하여 물로
세척한 뒤 물기를 대충 털어낸 후
물기가 조금 있는 상태로 듬성듬
성 썰어서 동량의 노란설탕의 절
반으로 버무린 뒤 유리 단지나 항
아리에 넣고 그 위를 남아 있는 설
탕으로 덮고 뚜껑을 밀봉한다.

②1~3개월 뒤 효소액이 나오면
건더기를 걸러낸 뒤 효소액을 밀
봉하고 12개월간 숙성시킨다. 몇
개월 간격으로 곰팡이가 보이면
제때 제거한다.

당뇨와 신장 질환에 좋은
우엉 식초

Dr's advice

우엉은 여성의 호르몬 분비를 조절해 주어 생리불순의 증상이나 생리통 완화에 상당한 도움을 준다. 우엉은 당뇨를 치료하는 효능도 가지고 있는데 우엉의 당분과 지질이 몸 속의 흡수를 억제해 주어 식사 후 혈당이 급격히 상승하는 것을 막아 당뇨 치료에 좋다. 철분이 부족하여 생기는 빈혈에도 철분이 풍부한 우엉을 먹음으로써 우엉의 조혈작용이 빈혈 치료에 한몫 한다.

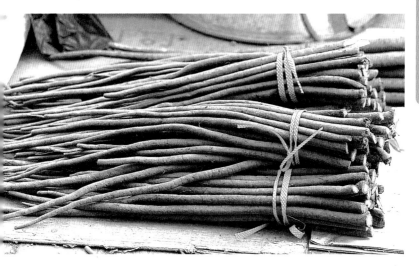

생태와 특징

높이 50~150cm이다. 곧은 뿌리가 30~60cm 자라고 끝에서 줄기가 나온다. 뿌리에 달린 잎은 무더기로 나오고 잎자루가 길다. 줄기에서는 어긋나며 심장 모양이다. 겉면은 짙은 녹색이지만 뒷면에 흰 솜털이 빽빽이 나며, 가장자리에 이 모양의 톱니가 있다.

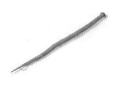

우엉의 효능

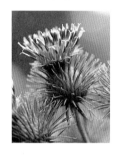

우엉은 당질이 많은 알칼리성 식품이며 비타민류는 적으나 칼륨, 마그네슘, 아연, 구리와 같은 미네랄이 많이 함유되어 있다.

우엉은 근채류 중 가장 많은 식이 섬유를 함유하고 있다. 장의 오염은 만병의 근원인데, 이런 장의 청소부 역할을 하는 것이 바로 식이 섬유이다. 우엉을 강판에 갈면 식이 섬유가 여러 배로 불어나므로 우엉 즙이나 채로 쳐서 먹는 것이 보다 효율적이다.

우엉에는 유아의 필수 아미노산인 '아르기닌' 성분이 들어있다. '아르기닌' 은 성장 호르몬의 분비를 촉진하고 강정 효과가 있어 정신력과 체력을 강화한다. 철분도 많아서 조혈하는 능력도 있고, 빈혈 방지나 미용에도 좋다.

우엉 속의 당질은 녹말이 적은 대신 이눌린이라는 다당분이 절반 가까이 되어 우엉 특유의 씹는 맛을 내주는데, 간의 독소를 제거하여 피를 맑게 해주고 신장 기능을 도와주므로 당뇨와 신장병으로 고생하는 경우에 유용하다.

우엉 천연 발효 식초 만들기

우엉 효소 발효액 1ℓ, 막걸리 1병, 생수 3ℓ, 식초 발효 병, 모시 천, 고무줄

1 소독한 별도의 식초 발효 병에 막걸리 1병을 붓는다.

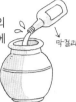

2 ❶에 우엉 효소 발효액 1ℓ와 생수 3ℓ를 붓고 골고루 섞는다.

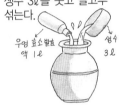

3 ❷의 주둥이를 모시 천으로 덮고 고무줄로 묶는다.

4 ❸을 여름에는 3개월, 나머지 계절은 6개월 이상 발효시키면 식초가 된다.

5 ❹를 모시 천으로 걸러낸 다음 1년 이상 숙성시키면 천연식초가 된다.

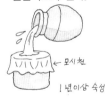

우엉 효소 만들기

①싱싱한 우엉을 준비하여 물로 세척한 뒤 물기를 대충 털어낸 후 물기가 조금 있는 상태로 듬성듬성 썰어서 동량의 노란설탕의 절반으로 버무린 뒤 유리 단지나 항아리에 넣고 그 위를 남아 있는 설탕으로 덮고 뚜껑을 밀봉한다.

②1~3개월 뒤 효소액이 나오면 건더기를 걸러낸 뒤 효소액을 밀봉하고 12개월간 숙성시킨다. 몇 개월 간격으로 곰팡이가 보이면 제때 제거한다.

혈당 수치를 정상적으로 만들어주는 효능이 있는
도라지 식초

Dr's advice

도라지는 특히 호흡기 질환의 치료약으로써 효능이 높고 감기는 물론 천식에도 탁월한 효능을 보이기 때문에 호흡기 질환에 노출되기 쉬운 면역력이 약한 노약자 어린이에게 아주 좋다. 또한 콜레스테롤을 저하시키는 효능이 있기 때문에 나쁜 콜레스테롤을 녹여서 혈관을 막는 것을 예방해 주기도 한다. 도라지는 면역력을 강화시켜 주는 효능이 있다. 도라지에는 사포닌, 비타민 C, 철, 인 등이 함유되어 면역력을 강화시켜 준다.

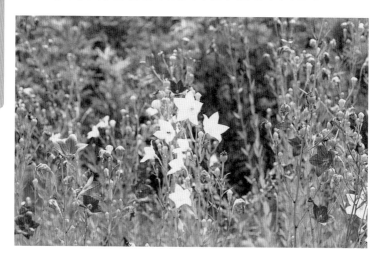

생태와 특징

초롱꽃과. 꽃은 7~8월에 피고 끝이 퍼진 종 모양으로, 지름 4~5cm이며 끝이 5개로 갈라진다.

길경, 도랏, 길경채, 백약, 질경, 산도라지라고도 한다. 산과 들에서 자란다. 뿌리는 굵고 줄기는 곧게 자라며 자르면 흰색 즙액이 나온다. 높이는 40~100cm이다.

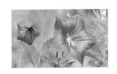

도라지의 효능

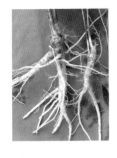

　　도라지는 특히 호흡기 질환의 치료약으로써 효능이 높고 감기는 물론 천식에도 탁월한 효능을 보이기 때문에 호흡기 질환에 노출되기 쉬운 면역력이 약한 노약자 어린이나 잦은 스트레스로 인해서 면역력이 약한 사람에게 아주 좋다.

　콜레스테롤을 저하시키는 효능이 있기 때문에 혈관계 질환에 좋은 식품이며 대표적인 고혈압의 경우에 혈전이 혈관내에 형성되면서 혈전에 유해 콜레스테롤이 모이기 때문에 혈관을 막아 발생하게 된다. 도라지는 콜레스테롤을 녹이는 효능이 있기에 유해 콜레스테롤을 녹여서 혈관이 막히는 것을 예방해 주는 효과가 있다.

　도라지는 혈당 수치를 정상적으로 만들어주는 효능이 있다. 그래서 당뇨병 환자에게 좋은 식품이며 면역력을 강화시켜 준다. 도라지에는 사포닌 비타민 C, 철, 인 등이 함유되어 있는데 이 성분들은 면역력을 강화시켜 준다.

도라지 천연 발효 식초 만들기

준비할 재료

도라지 효소 발효액 1ℓ, 막걸리 1병, 생수 3ℓ, 식초 발효 병, 모시 천, 고무줄

1 소독한 별도의 식초 발효 병에 막걸리 1병을 붓는다.

막걸리 1병

2 ❶에 도라지 효소 발효액 1ℓ와 생수 3ℓ를 붓고 골고루 섞는다.

도라지 효소 발효액 1ℓ

생수 3ℓ

3 ❷의 주둥이를 모시 천으로 덮고 고무 줄로 묶는다.

→ 모시천
→ 고무줄

4 ❸을 여름에는 3개월, 나머지 계절은 6개월 이상 발효시키면 식초가 된다.

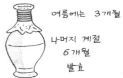

여름에는 3개월
나머지 계절 6개월 발효

5 ❹를 모시 천으로 걸러낸 다음 1년 이상 숙성시키면 천연 식초가 된다.

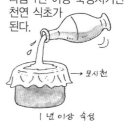

→ 모시천

1년 이상 숙성

도라지 효소 만들기

①싱싱한 도라지 뿌리나 뿌리를 포함한 전초를 준비하여 물로 세척한 뒤 물기를 대충 털어낸 후 물기가 조금 있는 상태로 듬성듬성 썰어서 동량의 노란설탕의 절반으로 버무린 뒤 유리 단지나 항아리에 넣고 그 위를 남아 있는 설탕으로 덮고 뚜껑을 밀봉한다.

②1~3개월 뒤 효소액이 나오면 건더기를 걸러낸 뒤 효소액을 밀봉하고 12개월간 숙성시킨다. 몇 개월 간격으로 곰팡이가 보이면 제때 제거한다.

더덕 식초

Dr's advice

더덕은 산삼에 버금가는 뛰어난 약효가 있어 사삼이라고 하며 인삼, 단삼, 현삼, 고삼과 더불어 오삼 중의 하나로 사포닌과 이눌린 성분을 함유하고 있다. 더덕은 건위 및 거담 작용이 강할 뿐만 아니라 자양·강장식품으로 유명하며 폐와 비장, 신장을 튼튼하게 해주는 효과가 있다. 혈관 확장작용 및 혈압 강하작용을 하며 폐암과 갑상선암에 효과가 있다.

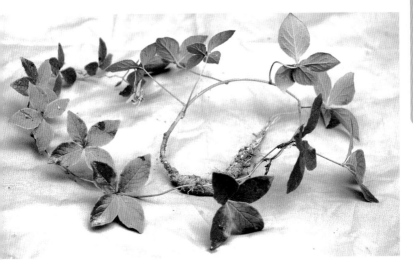

생태와 특징

 사삼, 백삼이라고도 부른다. 더덕은 숲속에서 자란다. 뿌리는 도라지처럼 굵고 식물체를 자르면 흰색의 즙액(汁液)이 나온다. 잎은 어긋나고 짧은 가지 끝에서는 4개의 잎이 서로 접근하여 마주나무로 모여달린 것 같으며 길이 3~10cm, 나비 1.5~4cm로 바소꼴 또는 긴 타원형이다. 잎 가장자리는 밋밋하고 앞면은 녹색, 뒷면은 흰색이다.

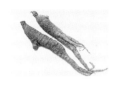

더덕의 효능

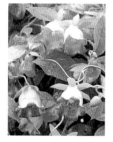

더덕은 예로부터 산삼에 버금가는 뛰어난 약효가 있다 하여 사삼(沙蔘)이라 불렀으며 인삼(人蔘), 현삼(玄蔘), 단삼(丹蔘), 고삼(苦蔘)과 함께 오삼 중의 하나로 친다.

더덕은 〈신농본초경〉, 〈본초강목〉, 〈간역방〉 등 고래의 한방기서에서 뛰어난 약효를 인정받고 있으며, 민간요법에서도 다양한 약효를 자랑한다.

더덕의 효능에는 여러 가지가 있지만 특히 사포닌, 인우린 등의 성분으로 인해 비위(脾胃) 계통과 폐, 신장 등을 보호하고 강장, 건위, 해열, 해독 작용이 뛰어나다. 또 신체 기능에 있어 필수 지방인 리놀레익산, 칼슘, 인, 철분 등을 많이 함유하고 있어 뼈와 혈액을 건강하게 유지하는 데 특효가 있다.

더덕 천연 발효 식초 만들기

더덕 효소 발효액 1ℓ, 막걸리 1병, 생수 3ℓ, 식초 발효
병, 모시 천, 고무줄

1 소독한 별도의 식초
발효 병에 막걸리
1병을 붓는다.

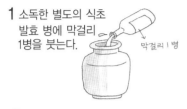

막걸리 1병

2 ❶에 더덕 효소 발효액 1ℓ와
생수 3ℓ를 붓고 골고루
섞는다.

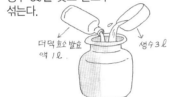

더덕 효소 발효
액 1ℓ.   생수 3ℓ

3 ❷의 주둥이를
모시 천으로 덮고
고무줄로 묶는다.

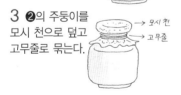

→ 모시 천
→ 고무줄

4 ❸을 여름에는 3개월, 나머지
계절은 6개월 이상 발효시키면
식초가 된다.

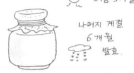

여름 3개월

나머지 계절
6개월
발효.

5 ❹를 모시 천으로 걸러낸 다음
1년 이상 숙성시키면 천연
식초가 된다.

→ 모시 천
1년 이상 숙성

더덕 효소 만들기

①싱싱한 더덕 뿌리를 준비하여
물로 세척한 뒤 물기를 대충 털어
낸 후 물기가 조금 있는 상태로 듬
성듬성 썰어서 동량의 노란설탕과
수분(더덕 뿌리는 효소가 많이 나
오지 않으므로 같은 양의 수분을
추가해야 한다.)의 절반으로 버무

린 뒤 유리 단지나 항아리에 넣고
그 위를 남아 있는 설탕으로 덮고
뚜껑을 밀봉한다.

②1~3개월 뒤 효소액이 나오면
건더기를 걸러낸 뒤 효소액을 밀
봉하고 12개월간 숙성시킨다. 몇
개월 간격으로 곰팡이가 보이면
제때 제거한다.

궤양, 부인과 출혈 등을 억제하는 효능이 있는

연근 식초

Dr's advice

연근에는 뿌리채소로는 드물게 비타민 C가 풍부하여 100g 중에 레몬 한 개 정도의 함유량인 55㎎ 정도를 가지고 있으며, 녹말로 보호되어 쉽게 파괴되지 않는 장점까지 가졌다. 혈압이 높은 사람에게 좋은 칼륨 함량도 높아서 연근을 가르면 가는 실과 같은 끈끈한 것이 보이는데, 이것이 뮤신 (mucin)이란 물질로 당질과 결합된 복합 단백질이며 뮤신은 콜레스테롤 저하 작용과 위벽 보호, 해독작용도 한다.

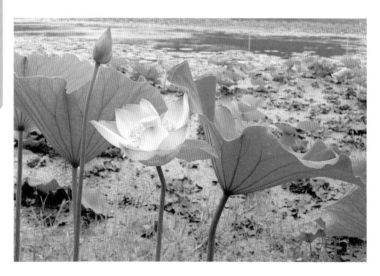

생태와 특징

연꽃속. 연못이나 강가에서 자라고, 꽃은 7~8월에 분홍색이나 흰색으로 피며, 열매는 타원형 견과로 9월에 검은색으로 익는다.

얕은 연못이나 깊은 논을 이용하여 재배하며 식용으로 한다. 뿌리를 이용하기 위한 품종은 3~4종류가 있는데 꽃을 관상하기 위한 것과는 다르다.

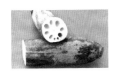

연근의 효능

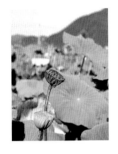

연근에는 뿌리 채소로는 드물게 비타민 C가 풍부하여 100g 중에 레몬 한 개 정도의 함유량인 55mg 정도를 가지고 있으며, 녹말로 보호되어 쉽게 파괴되지 않는 장점까지 가졌다.

혈압이 높은 사람에게 좋은 칼륨 함량도 높아서 연근을 자르면 가는 실과 같은 끈끈한 것이 보이는데, 이것이 뮤신(mucin)이란 물질로 당질과 결합된 복합 단백질이다. 뮤신은 콜레스테롤 저하 작용과 위벽 보호, 해독작용도 한다.

또 연근을 잘랐을 때 검게 변하는 것은 탄닌 성분과 철분 때문인데 탄닌에는 강력한 수렴작용과 지혈 효과가 있어 치질이나 궤양, 코피, 부인과 출혈 등을 억제하는 효능이 있다.

연의 부위별 효능을 자세히 살펴보면 연자에는 콩팥 기능 보강·불면증·정력증강, 연잎에는 설사·두통·어지럼증·코피·야뇨증·산후어혈 치료, 뿌리에는 각혈·토혈·치질 등의 지혈 효과, 암술에는 이질 치료 등에 효과가 있으며 비타민 C, 비타민 B12, 탄닌, 칼슘, 철이 풍부하다. 비타민 C는 감기 예방, 간염 예방에 좋고 비만해소, 빈혈, 위궤양, 코피를 자주 흘리는 사람에게 좋다.

연근 천연 발효 식초 만들기

준비할 재료

연근 효소 발효액 1ℓ, 막걸리 1병, 생수 3ℓ, 식초 발효 병,
모시 천, 고무줄

1 소독한 별도의
식초 발효 병에
막걸리 1병을
막걸리 붓는다.

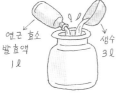

2 ❶에 연근 효소 발효액 1ℓ와
생수 3ℓ를 붓고 골고루 섞는다.

연근 효소
발효액
1ℓ

생수
3ℓ

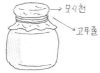

3 ❷의 주둥이를 모시 천으로
덮고 고무줄로 묶는다.

모시천

고무줄

4 ❸을 여름에는 3개월,
나머지 계절은 6개월 이상
발효시키면 식초가 된다.

여름에는 3개월

나머지 계절

6개월

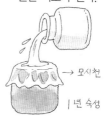

5 ❹를 모시 천으로 걸러낸
다음 1년 이상 숙성시키면
천연 식초가 된다.

모시천

1년 숙성

연근 효소 만들기

①싱싱한 연근을 준비하여 물로
깨끗이 세척한 뒤 물기를 대충 털
어낸 후 물기가 조금 있는 상태로
듬성듬성 썰어서 동량의 노란설탕
의 절반으로 버무려 유리 단지나
항아리에 넣고 그 위를 남아 있는
설탕으로 덮고 뚜껑을 밀봉한다.

②1~3개월 뒤 효소액이 나오면
건더기를 걸러낸 뒤 효소액을 밀
봉하고 12개월간 숙성시킨다. 몇
개월 간격으로 곰팡이가 보이면
제때 제거한다.

고혈압 예방과 치료에 탁월한

양파 식초

Dr's advice

양파에는 탄수화물이 많고 갈락탄(galactan), 크실란(xylan), 메틸 펜토오즈(methyl pentose) 등이 주이며, 헤미셀룰로오즈(hemicellulose)도 많다. 단백질, 비타민도 비교적 많지만 비타민 A는 거의 없다. 척극 성분은 황화 아릴(allyl,(C3H5)2S) 및 아릴 프로필(allyl propyl), 이황화물이다. 색소 성분으로 쿼세틴(quercetin,C15H10O7)이라는 성분이 껍질 부분에 들어 있는데 지방 성분의 산패를 막아주며 고혈압 예방의 효과가 인정되고 있다. 잎은 100g 중에 비타민 A 5,000IU, 비타민 C 45mg, 칼슘 80mg, 마그네슘 24mg, 칼륨 220mg이 들어 있다.

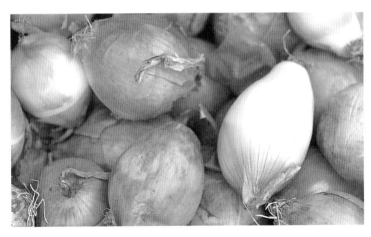

생태와 특징

　서아시아 또는 지중해 연안이 원산지라고 추측하고 있으나 아직 야생종이 발견되지 않아 확실하지 않다. 재배 역사는 매우 오래되어 기원전 3000년경의 고대 이집트 분묘의 벽화에는 피라미드를 쌓는 노동자에게 마늘과 양파를 먹였다는 기록이 있고, 그리스에서는 기원전 7~8세기부터 재배했다고 한다.

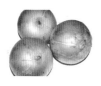

양파의 효능

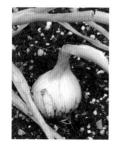

양파는 혈액 속의 불필요한 지방과 콜레스테롤을 녹여 동맥경화와 고지혈증의 예방 및 고혈압 예방과 치료에 탁월하다. 혈당을 저하시키는 작용과 인슐린의 분비를 촉진시켜 당뇨병 예방 및 치료에 좋다.

변비통이나 피로 회복에도 좋으며, 지방의 함량이 적고, 채소치고는 단백질이 많은 편이라 다이어트에 꽤 좋다.

칼슘과 철분의 함량이 많아 강장 효과를 돋우는 역할을 하며, 혈액을 정화하기 때문에 피부 미용에 좋고 잔주름을 예방한다. 이런 양파는 평소 우리가 먹는 양파의 흰 부분보다는 겉껍질에 좋은 성분이 많이 들었는데 그런 성분을 제대로 섭취하기 위해서는 양파를 먹기보다는 겉껍질까지 넣고 만든 양파즙으로 마시는 것이 효과가 좋다.

양파 천연 발효 식초 만들기

양파 효소 발효액 1ℓ, 막걸리 1병, 생수 3ℓ, 식초 발효 병, 모시 천, 고무줄

1 소독한 별도의 식초 발효 병에 막걸리 1병을 붓는다.

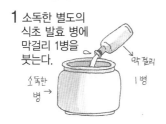

2 ❶에 양파 효소 발효액 1ℓ와 생수 3ℓ를 붓고 골고루 섞는다.

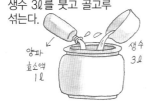

3 ❷의 주둥이를 모시 천으로 덮고 고무줄로 묶는다.

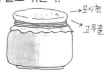

4 ❸을 여름에는 3개월, 나머지 계절은 6개월 이상 발효시키면 식초가 된다.

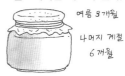

5 ❹를 모시 천으로 걸러낸 다음 1년 이상 숙성시키면 천연 식초가 된다.

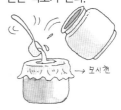

양파 효소 만들기

①싱싱한 양파를 껍질을 얇게 벗기고 흐르는 물에 세척한 뒤 물기를 대충 털어낸 후 물기가 조금 있는 상태로 듬성듬성 썰어서 동량의 노란설탕의 절반으로 버무린 뒤 유리 단지나 항아리에 넣고 뚜껑을 밀봉한다.

②1~3개월 뒤 효소액이 나오면 건더기를 걸러낸 뒤 효소액을 밀봉하고 12개월간 숙성시킨다. 몇 개월 간격으로 곰팡이가 보이면 제때 제거한다.

양배추 식초

Dr's advice

양배추는 먼저 풍부한 글루타민을 함유하여 제산작용과 근육 세포의 재생에 좋다. 역류성 식도염 등 속쓰림으로 고생하는 사람들은 양배추를 갈아서 주스로 마시면 놀랍도록 통증이 가라앉는다. 음식을 짜게 먹는 사람들은 나트륨이 혈압을 높여 뇌졸중, 심근경색, 당뇨병의 위험이 높다. 양배추의 풍부한 칼슘은 인과 함께 나트륨을 체외로 배출한다.

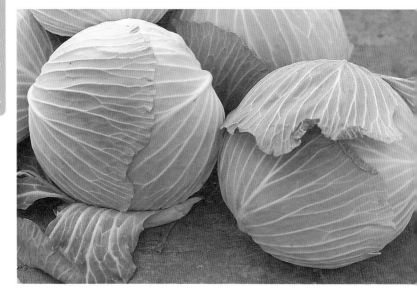

생태와 특징

지중해 연안과 소아시아가 원산지이다. 잎은 두껍고 털이 없으며 분처럼 흰빛이 돌고 가장자리에 불규칙한 톱니가 있으며 주름이 있어 서로 겹쳐지고 가장 안쪽에 있는 잎은 공처럼 둥글며 단단하다.

양배추의 효능

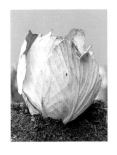

양배추는 먼저 풍부한 글루타민을 함유하여 제산작용과 근육 세포의 재생에 좋다. 양배추의 심부분에 함유된 비타민 U는 항궤양성 인자로서, 우리 몸 안에서 비타민 B4를 생성한다. 지방을 에너지원으로 바꿔주는 비타민 B4가 부족하게 되면 지방이 분해되지 않고 그대로 체내에 쌓이게 되는 것이다.

골다공증 예방과 성장기 어린이들의 뼈 생성에도 도움이 된다.

동물성 단백질과 가공 식품에 많이 함유된 인이나 나트륨의 섭취가 많게 되면 뼈에 함유된 칼슘이 빠져나와 뼈를 약하게 만들고 골다공증을 촉진하게 되는데, 양배추의 풍부한 칼슘은 인과 나트륨을 조절하므로 인과 함께 나트륨을 체외로 배출한다.

또한 양배추에는 라이신이 풍부하여 두뇌 활동이 필요한 수험생, 공부하는 아이들에게도 좋다.

양배추 천연 발효 식초 만들기

양배추 효소 발효액 1ℓ, 막걸리 1병, 생수 3ℓ, 식초 발효 병, 모시 천, 고무줄

1 소독한 별도의 식초 발효 병에 막걸리 1병을 붓는다.

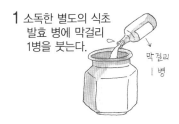

막걸리 1병

2 ❶에 양배추 효소 발효액 1ℓ와 생수 3ℓ를 붓고 골고루 섞는다.

양배추 효소액 1ℓ

생수 3ℓ

3 ❷의 주둥이를 모시 천으로 덮고 고무줄로 묶는다.

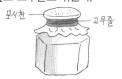

모시천 — 고무줄

4 ❸을 여름에는 3개월, 나머지 계절은 6개월 이상 발효시키면 식초가 된다.

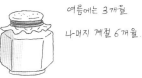

여름에는 3개월

나머지 계절 6개월

5 ❹를 모시 천으로 걸러낸 다음 1년 이상 숙성시키면 천연 식초가 된다.

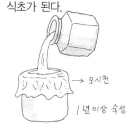

모시천

1년 이상 숙성

양배추 효소 만들기

①겉껍질이 싱싱한 양배추를 준비하여 물로 세척한 뒤 물기를 대충 털어낸 후 물기가 조금 있는 상태로 듬성듬성 썰어서 동량의 노란설탕의 절반으로 버무린 뒤 유리 단지나 항아리에 넣고 뚜껑을 밀봉한다.

②1~3개월 뒤 효소액이 나오면 건더기를 걸러낸 뒤 효소액을 밀봉하고 12개월간 숙성시킨다. 몇 개월 간격으로 곰팡이가 보이면 제때 제거한다.

죽순 식초

Dr's advice

죽순에는 단백질이 풍부하고 비타민 B · C, 섬유소, 리그닌, 팩틴, 다이어 트라 화이버가 풍부하여 영양이 많다.(생리기능에 특히 좋다) 장의 연동을 촉진시키고 혈압을 내리는 효과가 뚜렷하다. 고혈압, 동맥경화를 예방하고 치료해 준다. 두통, 심장 부위의 통증, 손발이 저린 증세, 시력장애, 기억력 감퇴, 어지럼증, 불면증, 콜레스테롤 수치를 떨어뜨려준다.

크실로즈, 아라비 노즈, 쿨루 코즈, 만노즈, 갈라토스, 같은 다당류와 아스 파라긴산,글루타민산, 셀린, 트레아나 플로리, 알라린치스테인 등 아미노산 이 많이 들어 있다. 칼슘, 지방, 규산, 비타민 B1, 비타민 k도 풍부하게 들 어 있다.(혈액이나 체액 속에 들어가 혈액을 맑게 하고 칼슘이온을 늘려 체질을 바꿔주는 작용을 한다)

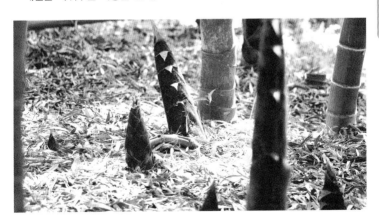

생태와 특징

죽순은 대나무류의 땅속줄기에서 돋아나는 어리고 연한 싹이다. 성장한 대나 무에서 볼 수 있는 형질을 다 갖추고 있다. 아직 자라지 않은 마디 사이와 그 것을 가로지르는 마디가 교대로 빽빽하게 늘어서 있다.

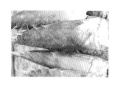

죽순의 효능

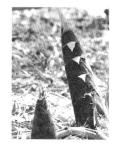

죽순은 몸의 열을 내리게 하고 갈증을 가시게 하지만 그 성질이 냉성이므로 몸이 찬 사람은 사용에 주의해야 한다.

죽순은 무기질, 섬유질을 많이 포함하고 있으며 아린 맛을 내는 수산을 함유하고 있어서 결석을 유발하기 쉽기 때문에 집안 내력에 결석 발병률이 높은 경우에는 많은 양을 섭취하면 좋지 않다. 골다공증이 있는 사람, 알레르기 체질이 있는 사람에게도 맞지 않다.

단백질, 비타민 B·C, 섬유소, 리그닌, 팩틴, 다이어트리 화이버 등이 풍부하다.(생리기능에 특히 좋다)

장의 연동을 촉진시켜 변비가 해소되고, 이뇨작용으로 신장이 튼튼해지며, 전신의 세포가 활동하여 생긴 노폐물이나 체내에 있는 불필요한 수분이 신속하게 배설되므로 혈액은 점차 정화된다.(내장 기능이 강화된다)

여러 대나무 중에 가장 흔한 대나무인 조릿대는 항암, 당뇨, 고혈압, 동맥경화, 정신불안, 간염, 여드름, 습진, 알코올중독, 기침, 위염, 위궤양 등을 치료 예방한다.

죽순 천연 발효 식초 만들기

죽순 효소 발효액 1ℓ, 막걸리 1병, 생수 3ℓ, 식초 발효 병, 모시 천, 고무줄

1 소독한 별도의 식초 발효 병에 막걸리 1병을 붓는다.

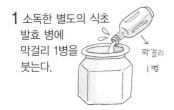

막걸리 1병

2 ❶에 죽순 효소 발효액 1ℓ와 생수 3ℓ를 붓고 골고루 섞는다.

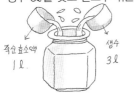

죽순 효소액 1ℓ · 생수 3ℓ

3 ❷의 주둥이를 모시 천으로 덮고 고무줄로 묶는다.

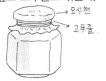

모시 천
고무줄.

4 ❸을 여름에는 3개월, 나머지 계절은 6개월 이상 발효시키면 식초가 된다.

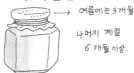

여름에는 3개월
나머지 계절 6개월 이상.

5 ❹를 모시 천으로 걸러낸 다음 1년 이상 숙성시키면 천연 식초가 된다.

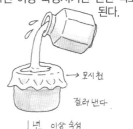

모시 천
걸러 낸다.
1년 이상 숙성

죽순 효소 만들기

①싱싱한 죽순을 흐르는 물에 깨끗이 세척한 뒤 물기를 대충 털어낸 후 물기가 조금 있는 상태로 듬성듬성 썰어서 동량의 노란설탕의 절반으로 버무린 뒤 유리 단지나 항아리에 넣고 뚜껑을 밀봉한다.

②1~3개월 뒤 효소액이 나오면 건더기를 걸러낸 뒤 효소액을 밀봉하고 12개월간 숙성시킨다. 몇 개월 간격으로 곰팡이가 보이면 제때 제거한다.

아스파라거스 식초

Dr's advice

아스파라거스에는 단백질과 각종 비타민이 풍부할 뿐만 아니라 콩나물 뿌리에 들어 있다는 아스파라긴산(Asparagine), 즉 아미노산이 주성분이고 약리 성분에는 루틴(Rutin) 성분이 많아 혈압강하제로 효과가 있으며, 〈본초강목〉과 〈동의보감〉에 아스파라거스(Asparagus)는 천문동으로 소개되었으며, 이뇨작용과 통풍에 특효가 있고 진정작용의 약제로 쓰인다고 기술되어 있다.

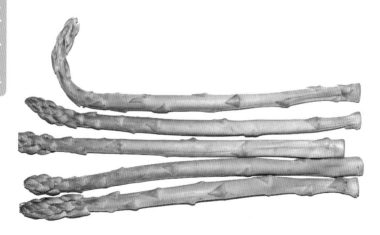

생태와 특징

멸대, 열대라고도 한다. 높이 약 1.5m이다. 뿌리는 끈같이 긴 것과 양 끝이 뾰족한 짧은 원기둥 모양이 있다. 어린 줄기는 육질이며 자라서 가지를 낸다. 잎 같은 가지는 가늘며 솔잎 같은 작은잎이 어긋난다. 작은잎은 5~8개씩 달리며 길이 1~2cm이다.

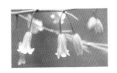

아스파라거스의 효능

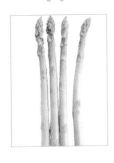

아스파라거스에는 단백질과 각종 비타민이 풍부하며 콩나물 뿌리에 들어 있다는 아스파라긴산(Asparagine), 즉 아미노산이 주성분이며 약리 성분에는 루틴(Rutin) 성분이 많아 혈압강하제로 효과가 있다. 〈본초강목〉과 〈동의보감〉에 아스파라거스(Asparagus)는 천문동으로 소개되었으며, 이뇨작용과 통풍에 특효가 있고 진정작용의 약제로 쓰인다고 기술되어 있다.

아스파라거스 효능을 살펴보면 항산화작용에도 도움이 되고, 특히 활성산소 제거에 탁월한 효과를 보인다고 한다.

항산화작용 및 활성산소 제거는 곧 피부의 혈액순환 개선으로 이어지기 때문에 노화예방에도 좋고 혈압을 낮추는 장점이 있는데, 루틴 성분이 함유되어 혈관을 강화하고 칼륨이 나트륨 배출을 촉진시킨다고 한다.

특히 엽산이 혈관에 도움이 되기 때문에 혈압을 낮추는 역할을 하고 각종 비타민, 인, 칼슘 등이 골고루 포함되어 있으므로 만약 혈압이 걱정된다면 아스파라거스를 자주 섭취하는 것이 좋다.

아스파라거스 천연 발효 식초 만들기

아스파라거스 효소 발효액 1ℓ, 막걸리 1병, 생수 3ℓ,
식초 발효 병, 모시 천, 고무줄

1 소독한 별도의
식초 발효 병에
막걸리 1병을
붓는다.

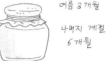

막걸리
1병

2 ❶에 아스파라거스 효소 발효액 1ℓ와
생수 3ℓ를 붓고 골고루 섞는다.

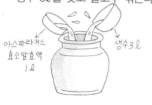

아스파라거스
효소발효액
1ℓ

생수 3ℓ

3 ❷의 주둥이를 모시 천으로
덮고 고무줄로 묶는다.

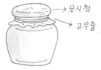

→ 모시천

→ 고무줄

4 ❸을 여름에는 3개월,
나머지 계절은 6개월 이상
발효시키면 식초가 된다.

여름 3개월

나머지 계절
6개월

5 ❹를 모시 천으로 걸러낸 다음
1년 이상 숙성시키면 천연
식초가 된다.

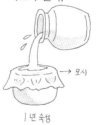

→ 모시

1년 숙성

아스파라거스 효소 만들기

①싱싱한 아스파라거스를 준비하여 물로 깨끗이 세척한 뒤 물기를 대충 털어낸 후 물기가 조금 있는 상태로 듬성듬성 썰어서 동량의 노란설탕의 절반으로 버무려 유리 단지나 항아리에 넣고 뚜껑을 밀봉한다.

②1~3개월 뒤 효소액이 나오면 건더기를 걸러낸 뒤 효소액을 밀봉하고 12개월간 숙성시킨다. 몇 개월 간격으로 곰팡이가 보이면 제때 제거한다.

동맥경화에 효율적으로 작용하는

피망 식초

Dr's advice

비타민 A·C가 풍부한데 비타민 C는 레몬에 필적할 만하다. 그 외에도 비타민 B1·B2·D·P와 식물성 섬유, 철분, 칼슘도 풍부하다. 특히 비타민 A와 C가 세포의 작용을 활성화하여 신진대사를 활발하게 하고 몸 안을 깨끗하게 해준다. 여름을 타는 증세를 막아주어 더위를 이기기에 더없이 좋은 식품이다. 신체의 신진대사를 돕고 입맛을 돋우는 식품으로 매운 풋고추를 자주 찾는다.

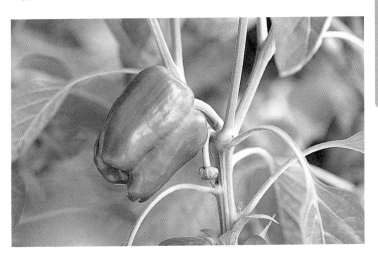

생태와 특징

중앙아메리카 원산이다. 영어명으로는 'sweet pepper' 또는 'bell pepper'라고 하며 일본에서는 상업적으로 피망과 차별화하기 위해서 파프리카와 피망을 다르게 부른다. 우리나라에는 피망을 개량한 작물이 '파프리카'라는 이름으로 새롭게 들어왔기 때문에 피망과 파프리카가 다른 것으로 인식하는 경향이 있다.

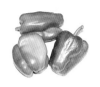

피망의 효능

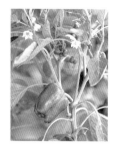

피망은 기름 성분과 궁합이 잘 맞아 튀기거나 볶아서 먹으면 거친 피부, 스트레스, 담배를 많이 피우는 사람에게 좋으며 이때 비타민 A 섭취도 고르게 할 수 있는 장점이 있다. 피망은 콜레스테롤을 제거하는 효과로 동맥경화에 도움이 되고 풍부한 식이섬유도 동맥경화에 효율적으로 작용하여 이중의 효과를 얻을 수 있다.

피망이 완전히 익으면 색깔이 새빨갛게 변하는데 여기에는 베타카로틴의 함량이 익지 않은 피망의 100배나 된다. 이러한 피망은 신진대사를 촉진하고 피부를 윤택하게 하므로 주름살을 감소시키는 효능이 있다. 비타민 A·C가 풍부하여 비타민 C는 레몬에 필적할 만하다.

그 외에도 비타민 B1·B2·D·P와 식물성 섬유, 철분, 칼슘도 풍부하다. 특히 비타민 A와 C가 세포의 작용을 활성화하여 신진대사를 활발하게 하고 몸 안을 깨끗하게 해준다.

여름을 타는 증세를 막아주어, 더위를 이기기에 더없이 좋은 식품이다.

피망 천연 발효 식초 만들기

피망 효소 발효액 1ℓ, 막걸리 1병, 생수 3ℓ, 식초 발효 병, 모시 천, 고무줄

1 소독한 별도의 식초 발효 병에 막걸리 1병을 붓는다.

막걸리 1병

2 ❶에 피망 효소 발효액 1ℓ와 생수 3ℓ를 붓고 골고루 섞는다.

피망 발효액 1ℓ

생수 3ℓ

3 ❷의 주둥이를 모시 천으로 덮고 고무줄로 묶는다.

→ 모시천
→ 고무줄

4 ❸을 여름에는 3개월, 나머지 계절은 6개월 이상 발효시키면 식초가 된다.

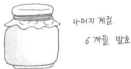

여름에는 3개월

나머지 계절 6개월 발효

5 ❹를 모시 천으로 걸러낸 다음 1년 이상 숙성시키면 천연 식초가 된다.

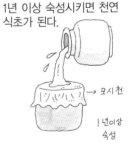

→ 모시천

1년이상 숙성

피망 효소 만들기

①피망을 흐르는 물에 깨끗이 세척한 뒤 물기를 대충 털어낸 후 물기가 조금 있는 상태로 듬성듬성 썰어서 동량의 노란설탕, 설탕 절반의 수분으로 버무린 뒤 유리 단지나 항아리에 넣고 뚜껑을 밀봉한다.

②1~3개월 뒤 효소액이 나오면 건더기를 걸러낸 뒤 효소액을 밀봉하고 12개월간 숙성시킨다. 몇 개월 간격으로 곰팡이가 보이면 제때 제거한다.

노인 치매의 예방에 효과가 있는
감자 식초

Dr's advice

감자의 식이섬유에는 지방이나 당질의 흡수를 방해해 혈중의 콜레스테롤과 혈당을 낮추고 장내 세균 중 유익한 균을 증식시켜서 변비를 개선하는 등의 기능이 있어 그것만으로도 성인병 예방에 도움이 된다. 식이섬유가 많이 함유되어 있고 지방과 당의 흡수를 방해하는 기능이 있어 동맥경화를 예방하고 혈당의 상승도 억제해 준다. 껍질을 벗기지 않고 요리에 사용하면 더욱 효과적이다. 감자에는 섬유 함량이 0.7%나 되어 유아의 이유식이나 노인 식사에 첨가하면 많은 효과를 볼 수 있다. 최근 섬유 성분이 콜레스테롤과 발암 물질을 흡착·배출하는 작용이 인정되어 의학계에서 주목을 받고 있다. 섬유 성분은 감자에 많이 함유되어 있다.

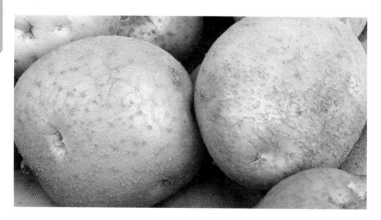

생태와 특징

감자는 마령서(馬鈴薯), 하지감자, 북감저(北甘藷)라고도 한다. 페루, 칠레 등의 안데스 산맥 원산으로 온대지방에서 널리 재배한다. 높이는 60~100cm이고 독특한 냄새가 난다. 땅속에 있는 줄기마디로부터 기는줄기가 나와 그 끝이 비대해져 덩이줄기를 형성한다.

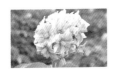

감자의 효능

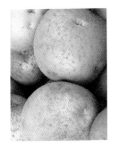

　감자에 많이 함유되어 있는 비타민 C는 철과 결합하여 장에서의 흡수를 돕기 때문에 빈혈을 방지하는 효과가 매우 크다. 감자의 식이섬유에는 지방이나 당질의 흡수를 방해해 혈중의 콜레스테롤과 혈당을 낮추고 장내 세균 중 유익한 균을 증식시켜서 변비를 개선하는 등의 기능이 있어 그것만으로도 성인병 예방에 도움이 된다.

　최근 섬유 성분이 콜레스테롤과 발암 물질을 흡착 · 배출하는 작용이 인정되어 의학계에서 주목을 받고 있다. 섬유 성분은 감자에 많이 함유되어 있다.

　감자에 포함되어 있는 비타민은 노인의 치매를 예방하는 효과가 있다.

　감자에는 비타민 C가 100g당 23mg이나 풍부하게 들어 있어 성인 1일 요구량 50mg을 충족시키기 위해서는 다른 채소의 보충 없이 감자 2개면 가능하다.

감자 천연 발효 식초 만들기

김자 효소 발효액 1ℓ, 막걸리 1병, 생수 3ℓ, 식초 발효 병,
모시 천, 고무줄

1 소독한 별도의
식초 발효 병에
막걸리
1병을
붓는다.

막걸리 1병

2 ❶에 감자 효소 발효액 1ℓ와
생수 3ℓ를 붓고 골고루
섞는다.

감자효소
발효액 1ℓ

생수 3ℓ

3 ❷의 주둥이를 모시 천으로
덮고 고무줄로 묶는다.

모시천

고무줄

4 ❸을 여름에는 3개월,
나머지 계절은 6개월 이상 발효
시키면 식초가 된다.

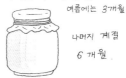

여름에는 3개월

나머지 계절

6개월.

5 ❹를 모시 천으로 걸러낸 다음
1년 이상 숙성시키면 천연
식초가 된다.

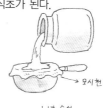

모시천

1년 숙성

감자 효소 만들기

①싱싱한 감자를 흐르는 물에
깨끗이 세척한 뒤 물기를 대충 털
어낸 후 물기가 조금 있는 상태로
듬성듬성 썰어서 동량의 노란설탕
의 절반으로 버무려 유리 단지나

항아리에 넣고 그 위를 남아 있는
설탕으로 덮고 뚜껑을 밀봉한다.

②1~3개월 뒤 효소액이 나오면
건더기를 걸러낸 뒤 효소액을 밀
봉하고 12개월간 숙성시킨다. 몇
개월 간격으로 곰팡이가 보이면
제때 제거한다.

고혈압, 당뇨병 등의 예방에 탁월한 효과가 있는
고구마 식초

Dr's advice

고구마는 대장암, 고혈압, 지방간, 비만, 변비를 예방하고 몸의 산성화를 막아주며 노화방지와 원기회복, 그리고 야맹증 치료와 시력 향상에 탁월한 효과가 있으며 콜레스테롤을 낮추어준다. 전분 등의 양분이 있어 배변과 미세혈관에 있는 노폐물을 청소하는 섬유질이 풍부하다. 칼슘의 손실을 방지하고 근육을 단단하게 하며 내장이 내려가는 것을 방지하고 호르몬을 전환시키는 효능과 항암 효과가 탁월하다.

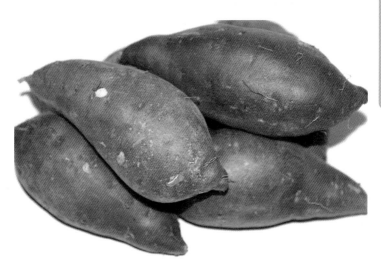

생태와 특징

감서, 단고구마라고도 한다. 한국 전역에서 널리 재배한다. 길이 약 3m이다. 줄기는 길게 땅바닥을 따라 벋으면서 뿌리를 내린다. 잎은 어긋나고 잎몸은 심장 모양으로 얕게 갈라지며 잎과 줄기를 자르면 즙이 나온다.

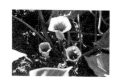

고구마의 효능

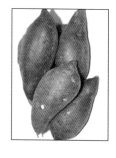

　　대표적인 알칼리성 식품으로 고구마에 함유된 비타민 B1은 당질의 분해를 도와 피로회복에 좋으며 눈에 좋은 영양소인 카로틴은 고구마를 꾸준히 먹으면 야맹증을 치료하고 시력도 회복할 수 있다는 고구마의 대표적인 효능이 있다. 특히 노란 고구마에는 항암 효과도 뛰어나다.

　　고구마를 먹을 때 김치와 함께 먹으면 체하는 것을 막아주고 나트륨의 흡수를 낮추고 배출을 촉진시키는 역할을 해 김치와 궁합이 잘 맞는다.

　　섬유소의 대명사로 불리는 고구마는 변비, 비만, 지방간, 대장암 등을 예방하며 콜레스테롤 수치를 낮추고 인슐린 분비를 줄여 고혈압, 당뇨병 등의 성인병을 예방하는 데 탁월한 효과를 보인다.

　　고구마에 많은 칼륨 성분은 몸 속에 남아 있는 나트륨을 소변과 함께 배출시켜 고혈압 등의 성인병을 예방하고 뇌졸중을 막아주는 효과도 있다.

고구마 천연 발효 식초 만들기

준비할 재료

고구마 효소 발효액 1ℓ, 막걸리 1병, 생수 3ℓ, 식초 발효
병, 모시 천, 고무줄

1 소독한 별도의
식초 발효 병
에 막걸리
1병을 붓는다.

막걸리
1병

2 ❶에 고구마 효소 발효액 1ℓ와
생수 3ℓ를 붓고 골고루
섞는다.

고구마 효소
발효액 1ℓ

생수
3ℓ

3 ❷의 주둥이를 모시 천으로
덮고 고무줄로 묶는다.

→ 모시천

→ 고무줄

4 ❸을 여름에는 3개월,
나머지 계절은 6개월 이상
발효시키면 식초가 된다.

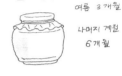

여름 3개월

나머지 계절
6개월

5 ❹를 모시 천으로 걸러낸 다음
1년 이상 숙성시키면 천연
식초가 된다.

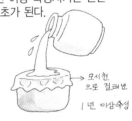

모시천
으로 걸러낸

1년 이상숙성

고구마 효소 만들기

①싱싱한 고구마, 또는 잎자루
가 포함된 고구마 잎을 흐르는 물
에 깨끗이 세척한 뒤 물기를 대충
털어낸 후 물기가 조금 있는 상태
로 듬성듬성 썰어서 동량의 노란
설탕, 설탕 절반의 수분으로 버무
린 뒤 유리 단지나 항아리에 넣고

그 위를 남아 있는 설탕으로 덮고
뚜껑을 밀봉한다.(고구마, 또는 잎
을 따로 효소로 담그기도 한다.)

②1~3개월 뒤 효소액이 나오면
건더기를 걸러낸 뒤 효소액을 밀
봉하고 12개월간 숙성시킨다. 몇
개월 간격으로 곰팡이가 보이면
제때 제거한다.

감기의 특효 채소로 알려진

대파 식초

Dr's advice

몸을 따뜻하게 해, 열을 내려주고 기침이나 담을 없애준다고 해서 감기의 특효 채소로 알려져 있다. 뿌리 위의 하얀 부분은 총백이라 하는데, 한방에서는 담 제거와 발한·이뇨작용을 위해, 그리고 구충약으로 이용한다. 파를 달인 물은 류머티즘, 동상에 좋으며 신경안정과 피로회복의 효과도 있다. 이러한 효능이 있는 파의 알리신이라는 성분은 휘발성이므로 물에 담그거나 오래 가열하면 그 효과가 없어진다. 파는 끓여 먹는 요리나 국에 없어서는 안 될 재료지만 먹기 직전에 살짝 열을 가하는 정도로 불 조절을 하는 것이 좋다. 이렇게 해야 향기도 남고 알리신도 소실되지 않는다.

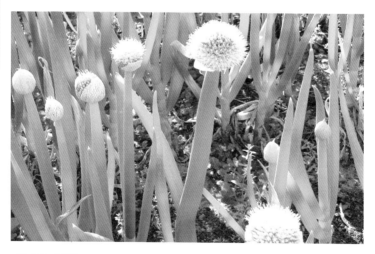

생태와 특징

높이 약 70cm이다. 원산지는 중국 서부로 추정하며, 동양에서는 옛날부터 중요한 채소로 재배하고 있으나 서양에서는 거의 재배하지 않는다. 비늘줄기는 그리 굵어지지 않고 수염뿌리가 밑에서 사방으로 퍼진다.

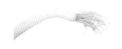

파의 효능

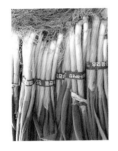

　몸을 따뜻하게 해, 열을 내려주고 기침이나 담을 없애준다고 해서 감기의 특효 채소로 알려져 있기도 하다. 뿌리 위의 하얀 부분은 총백이라 하는데, 한방에서는 담 제거와 발한·이뇨작용을 하며 구충약으로도 이용한다.

　파를 달인 물은 류머티즘, 동상에 좋으며 신경안정과 피로회복의 효과도 있다. 이러한 효능을 가지는 파의 '알리신' 이라는 성분은 휘발성이므로 물에 담그거나 오래 가열하면 그 효과가 없어진다. 파는 끓여 먹는 요리나 국에 없어서는 안 되는 재료지만 먹기 직전에 살짝 열을 가하는 정도로 불 조절을 하는 것이 좋다. 이렇게 해야 향기도 남고 '알리신' 도 소실되지 않는다.

　비타민과 칼슘, 철분 등이 풍부하여 위의 기능을 돕고 감기 악화를 막는 효과를 내며, 우리나라의 거의 모든 음식에 사용되고 있다. 특히 파가 생선에 기생하는 독을 해독시키며, 생선이나 고기의 비린내를 중화시켜 주는 해독작용을 하고 있어 생선과 함께 요리하는 경우가 많다. 비타민 B1과 '알리신' 의 결합을 도와 비타민 B1으로 변하게 하여 맛을 돋워주는 것 외에도 고기를 연하게 해주는 작용도 한다.

대파 천연 발효 식초 만들기

준비할 재료

대파 효소 발효액 1ℓ, 막걸리 1병, 생수 3ℓ, 식초 발효 병,
모시 천, 고무줄

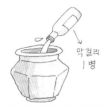

막걸리
1병

1 소독한 별도의 식초 발효 병에
막걸리 1병을 붓는다.

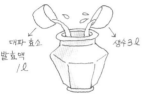

대파 효소
발효액
1ℓ

생수 3ℓ

2 ❶에 대파 효소 발효액 1ℓ와
생수 3ℓ를 붓고 골고루 섞는다.

모시 천

고무줄

3 ❷의 주둥이를 모시 천으
로 덮고 고무줄로 묶는다.

4 ❸을 여름에는 3개월, 나머지
계절은 6개월 이상 발효시키면
식초가 된다.

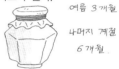

여름 3개월

나머지 계절

6개월

5 ❹를 모시 천으로 걸러낸 다음
1년 이상 숙성시키면 천연
식초가 된다.

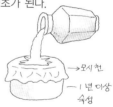

모시 천

1년 이상
숙성

대파 효소 만들기

①싱싱한 대파를 뿌리째(줄기와
잎을 제거해도 괜찮다.) 물로 이물
질이 없도록 깨끗이 세척한 뒤 물
기를 대충 털어낸 후 물기가 조금
있는 상태로 듬성듬성 썰어서 동
량의 노란설탕의 절반으로 버무려

유리 단지나 항아리에 넣고 그 위
를 남아 있는 설탕으로 덮고 뚜껑
을 밀봉한다.

②1~3개월 뒤 효소액이 나오면
건더기를 걸러낸 뒤 효소액을 밀
봉하고 12개월간 숙성시킨다. 몇
개월 간격으로 곰팡이가 보이면
제때 제거한다.

혈액을 맑게 하는 등의 작용을 하는

깻잎 식초

Dr's advice

깻잎에는 피부 주름의 생성을 억제시키는 물질과 비타민이 들어 있어 피부미용에도 좋은 효능이 있고, 암을 일으키는 물질로 알려진 아질산염을 제거하는 효과가 있어 암을 예방하는 데도 도움이 된다. 깻잎에는 철분의 함유량이 풍부해 철분이 부족해 생기는 빈혈에도 좋다. 칼슘이 많기로 유명한 시금치와 비교해 보았을 때 깻잎에는 시금치의 5배나 되는 칼슘이 들어 있고 철분도 시금치만큼 많이 들어 있다. 깻잎에는 비타민, 인, 칼슘 등이 풍부해 노화 방지에 효과적이다

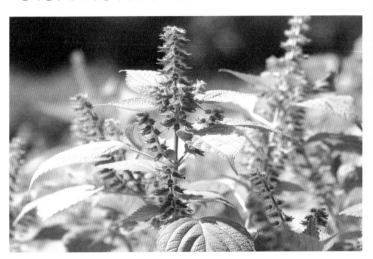

생태와 특징

들깨는 기름을 짜내기 위하여 재배되는 작물인데, 생육하는 동안에 잎을 수확하여 식용으로 하는 것이 바로 깻잎이다. 원산지는 동남아시아로 추정되고 한국과 중국에서 재배되고 있으며, 다른 나라에서는 거의 재배되지 않는다. 재배 토양은 유기질이 풍부한 양토를 택하는 것이 좋다.

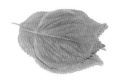

깻잎의 효능

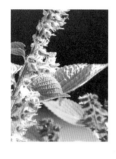

깻잎은 칼륨, 칼슘, 철분 등의 무기질 함량이 많은 대표적인 알칼리성 식품이다.

깻잎에 함유되어 있는 철분의 경우에는 철분이 100g당 2.5mg의 양을 함유하고 있는 시금치보다 더 많이 함유하고 있는 것을 알 수 있다. 깻잎 30g 정도만 섭취하면 하루에 필요한 철분의 양이 공급된다.

깻잎의 특유한 향을 내는 것은 바로 정유 성분(Perill keton)으로 방부제 역할을 하여 생선회와 같이 먹게 되면 식중독을 예방하는 효과를 볼 수 있다.

깻잎에 들어 있는 풍부한 엽록소는 영양소라고는 할 수 없지만, 상처를 치료하고 세포를 부활시키며 알레르기를 없애주고, 혈액을 맑게 하는 등의 작용을 한다.

깻잎은 비타민 C가 다량 함유되어 있어 '식탁 위의 명약'으로 꼽히는데, 비타민 C의 소비량이 큰 흡연자나 스트레스를 많이 받을 때 섭취하면 좋다.

깻잎 천연 발효 식초 만들기

깻잎 효소 발효액 1ℓ, 막걸리 1병, 생수 3ℓ, 식초 발효 병,
모시 천, 고무줄

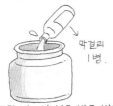

막걸리
1병.

1 소독한 별도의 식초 발효 병에
막걸리 1병을 붓는다.

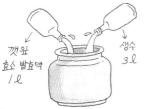

깻잎
효소 발효액
1ℓ

생수
3ℓ

2 ❶에 깻잎 효소 발효액 1ℓ와
생수 3ℓ를 붓고 골고루 섞는다.

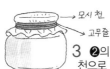

모시 천

고무줄

3 ❷의 주둥이를 모시
천으로 덮고 고무줄로 묶는다.

4 ❸을 여름에는 3개월, 나머지
계절은 6개월 이상 발효시키면
식초가 된다.

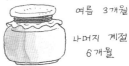

여름 3개월

나머지 계절
6개월

5 ❹를 모시 천으로 걸러낸
다음 1년 이상 숙성시키면
천연식초가 된다.

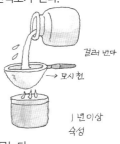

걸러 낸다

→ 모시 천

1년 이상
숙성

깻잎 효소 만들기

①깻잎을 흐르는 물에 깨끗이
세척한 뒤 물기를 대충 털어낸 후
물기가 조금 있는 상태로 듬성듬
성 썰어서 동량의 노란설탕, 설탕
절반의 수분으로 버무린 뒤 유리

단지나 항아리에 넣고 뚜껑을 밀
봉한다.

②1~3개월 뒤 효소액이 나오면
건더기를 걸러낸 뒤 효소액을 밀
봉하고 12개월간 숙성시킨다. 몇
개월 간격으로 곰팡이가 보이면
제때 제거한다.

177

가지 식초

Dr's advice

가지에는 93%의 수분과 단백질, 탄수화물, 칼슘, 인, 비타민 A · C 등이 함유되어 있으나 과실류 중에서는 영양가가 낮은 편에 속한다. 가지의 특유한 색은 안토시안계 색소인 나스닌(자주색)과 히아신(적갈색)이라는 배당체가 나타내는 색이다. 이 색소는 지방질을 잘 흡수하고 혈관 안의 노폐물을 용해 · 배설시키는 성질이 있어서 피를 맑게 한다. 또 가지에는 스코폴레틴(Scopoletin)과 스코파론(Scoparone)이라는 경련 억제 성질을 가지고 있는 성분이 함유되어 있다.

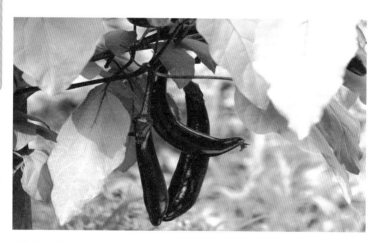

생태와 특징

온대에서는 한해살이풀이나 열대에서는 여러해살이풀이다. 인도 원산이며, 열내에서 온대에 걸쳐 재배한다.

키는 60~100cm로, 식물 전체에 별 모양의 회색털이 나고 가시가 나기도 한다. 줄기는 검은빛이 도는 짙은 보라색이다. 잎은 어긋나고 달걀 모양이며 길이 15~35cm로 잎자루가 있고 끝이 뾰족하다.

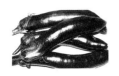

가지의 효능

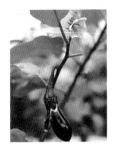

항암 효과도 있고 가지 껍질이 보라색을 띠는 이유는 안토시아닉 색소 때문인데, 이 천연 색소는 발암 물질을 억제하는 효과가 있다. 또한 알칼로이드, 페놀 화합물, 클로로필 등 암 예방을 한다고 알려져 있는 성분이 많이 들어 있기 때문에 항염 효과 또한 보장되어 있다.

가지는 몸을 차게 하기 때문에 염증을 진정시키고 치료를 도울 수 있으며 이 외에도 식이섬유가 풍부하기 때문에 장운동을 촉진하고 변비를 예방하는 효능이 있다.

가지에는 93%의 수분과 단백질, 탄수화물, 칼슘, 인, 비타민 A·C 등이 함유되어 있으나 과실류 중에서는 영양가가 낮은 편에 속한다.

가지는 빈혈, 하혈 증상을 개선하며 혈액 속의 콜레스테롤 양을 저하시키는 작용이 있고, 특히 고지방 식품과 함께 먹었을 때 혈중 콜레스테롤 수치의 상승을 억제한다는 연구 보고도 있다. 간장 및 췌장의 기능을 항진시키고, 이뇨작용도 하며 가지의 스코폴레틴·스코파론은 진경작용을 나타내기도 하므로 진통을 위해 사용되는 경우도 있다.

가지 천연 발효 식초 만들기

가지 효소 발효액 1ℓ, 막걸리 1병, 생수 3ℓ, 식초 발효 병, 모시 천, 고무줄

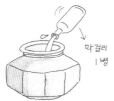

1 소독한 별도의 식초 발효 병에 막걸리 1병을 붓는다.

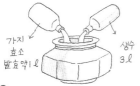

2 ❶에 가지 효소 발효액 1ℓ와 생수 3ℓ를 붓고 골고루 섞는다.

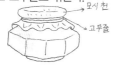

3 ❷의 주둥이를 모시 천으로 덮고 고무줄로 묶는다.

4 ❸을 여름에는 3개월, 나머지 계절은 6개월 이상 발효시키면 식초가 된다.

5 ❹를 모시 천으로 걸러낸 다음 1년 이상 숙성시키면 천연식초가 된다.

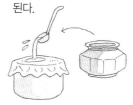

가지 효소 만들기

①싱싱한 가지를 준비하여 물로 깨끗이 세척한 뒤 물기를 대충 털어낸 후 물기가 조금 있는 상태로 듬성듬성 썰어서 동량의 노란설탕의 절반으로 버무려 유리 단지나 항아리에 넣고 그 위를 남아 있는 설탕으로 덮고 뚜껑을 밀봉한다.

②1~3개월 뒤 효소액이 나오면 건더기를 걸러낸 뒤 효소액을 밀봉하고 12개월간 숙성시킨다. 몇 개월 간격으로 곰팡이가 보이면 제때 제거한다.

피부미용, 치아와 골격 발육에 도움이 되는
청경채 식초

Dr's advice

중국 채소로, 떫은맛이 거의 없어서 보통 데치는 것보다 냄비에 소량의 끓는 물을 넣고 소금과 기름을 넣은 후 청경채를 넣고 뚜껑을 덮어 데쳐 먹으면 맛있다. 겉절이, 국거리, 생식에 좋다. 칼슘, 나트륨 등 각종 미네랄과 비타민 C나 비타민 A 효력을 가진 카로틴이 많다. 자주 먹으면 피부미용에 이롭고, 치아와 골격의 발육에 좋다. 신진대사 기능을 촉진시키고, 세포 조직을 튼튼하게 한다.

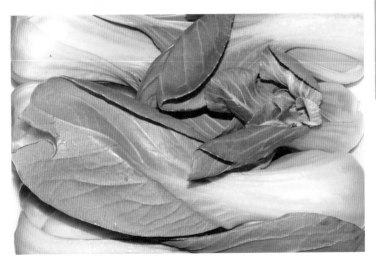

생태와 특징

　원산지는 중국 화중 지방으로, 중국 배추의 한 가지이다. 명칭은 잎과 줄기가 푸른색을 띤 데서 유래하였다. 잎과 줄기가 흰색을 띠는 것은 백경채(白莖菜)라고 부른다. 생육하는 데 적정한 온도는 15~20℃이고, 발아하는 데 적정한 온도는 20~25℃이다.

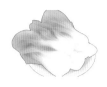

청경채의 효능

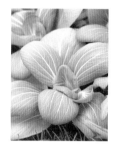

잎과 잎줄기가 붙어 자라고 잎과 줄기가 녹색이다. 줄기가 백색이면 백경채라 부른다. 시원한 맛이 나며 즙이 많다.

중국 채소로, 떫은맛이 거의 없어서 보통 데치는 것보다 냄비에 소량의 끓는 물을 넣고 소금과 기름을 넣은 후 청경채를 넣고 뚜껑을 덮어 데쳐먹으면 맛있다. 겉절이, 국거리, 생식에 좋다.

칼슘, 나트륨 등 각종 미네랄과 비타민 C나 비타민 A 효력을 가진 카로틴이 많다. 자주 먹으면 피부미용에 이롭고, 치아와 골격의 발육에 좋다. 신진대사 기능을 촉진시키고, 세포 조직을 튼튼하게 한다.

청경채에는 칼슘, 나트륨, 각종 미네랄과 비타민 C는 물론 체내에 섭취되면 비타민 A로 바뀌는 카로틴이 풍부하다.

따라서 자주 섭취하면 신진대사 기능을 촉진하고 세포 조직을 튼튼하게 하며, 피부미용, 치아와 골격 발육에 도움이 된다.

청경채 천연 발효 식초 만들기

청경채 효소 발효액 1ℓ, 막걸리 1병, 생수 3ℓ, 식초 발효 병,
모시 천, 고무줄

1 소독한 별도의 식초
발효 병에 막걸리
1병을 붓는다.

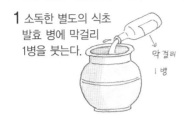

2 ❶에 청경채 효소 발효액 1ℓ와
생수 3ℓ를 붓고 골고루 섞는다.

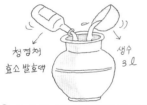

3 ❷의 주둥이를
모시 천으로 덮고
고무줄로 묶는다.

4 ❸을 여름에는 3개월,
나머지 계절은 6개월 이상
발효시키면 식초가 된다.

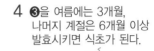

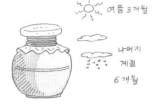

5 ❹를 모시 천으로 걸러낸 다음
1년 이상 숙성시키면 천연
식초가 된다.

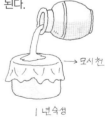

청경채 효소 만들기

①청경채를 흐르는 물에 깨끗이 세척한 뒤 물기를 대충 털어낸 후 물기가 조금 있는 상태로 듬성듬성 썰어서 동량의 노란설탕, 설탕 절반의 수분으로 버무린 뒤 유리 단지나 항아리에 넣고 뚜껑을 밀봉한다.

②1~3개월 뒤 효소액이 나오면 건더기를 걸러낸 뒤 효소액을 밀봉하고 12개월간 숙성시킨다. 몇 개월 간격으로 곰팡이가 보이면 제때 제거한다.

살균과 항균 작용이 뛰어난

생강 식초

Dr's advice

생강은 혈중 콜레스테롤의 상승 효과를 강력하게 억제하고 멀미를 예방하고 혈액의 점도를 낮추며, 혈중 콜레스테롤 수치를 낮추고 암을 예방한다. 〈동의보감〉에서 건강(말린 생강)은 구풍, 소화제로서 심기를 통하고 양을 돋우며 오장육부의 냉을 제거하는 데 쓴다고 기록되어 있는데, 생강에는 소화액의 분비를 자극하고 위장의 운동을 촉진하는 성분이 있어 식욕을 좋게 하고 소화 흡수를 돕는다. 생강에는 디아스타제와 단백질 분해 효소가 들어 있어 소화 흡수를 돕는다. 특히 진저롤과 쇼가올은 여러 가지 병원성 균에 대해 강한 살균작용을 한다.

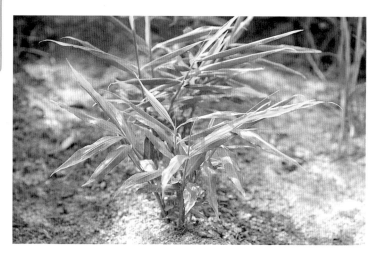

생태와 특징

새앙, 새양이라고도 한다. 동남아시아가 원산지이고 채소로 재배한다. 뿌리줄기는 옆으로 자라고 다육질이며 덩어리 모양이고 황색이며 매운 맛과 향긋한 냄새가 있다.

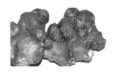

생강의 효능

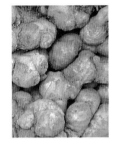

신진대사를 활발하게 하여 먹으면 땀이 나고 가래를 삭히는 작용을 한다. 더불어 혈액순환과 체온을 조절하여 해열이나 감기풍한 등에 좋다. 소변을 잘 나오게 하여 얼굴이 붓고 푸석한 것을 빼준다.

생강에는 소화액의 분비를 자극하고 위장의 운동을 촉진하는 성분이 있어 식욕을 좋게 하고 소화 흡수를 돕는다. 생강에는 디아스타제와 단백질 분해 효소가 들어 있어 생선회 등의 소화를 돕고 생강의 향미 성분은 소화기관에서의 식욕을 좋게 하며 단백질 분해 효소와 향미 성분이 들어 있어 소화 흡수를 도와준다.

최근 덴마크 오덴스대학교의 스리바스타바 박사는 혈액 응고를 억제하는 데 있어서 마늘이나 양파보다도 생강의 양이 증가할수록 그 효과가 높아지는데 특히 그 양이 적더라도 작용한다고 밝혔다. 생강에 함유된 진저롤은 또다른 강력한 항응혈 화합물인 아스피린과 놀라울 정도로 비슷한 화학 구조를 가지고 있음이 밝혀졌다.

생강 천연 발효 식초 만들기

생강 효소 발효액 1ℓ, 막걸리 1병, 생수 3ℓ, 식초 발효 병,
모시 천, 고무줄

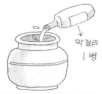

1 소독한 별도의 식초 발효 병에
막걸리 1병을 붓는다.

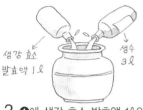

2 ❶에 생강 효소 발효액 1ℓ와
생수 3ℓ를 붓고 골고루 섞는다.

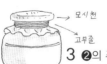

3 ❷의 주둥이를 모시 천으로
덮고 고무줄로 묶는다.

4 ❸을 여름에는 3개월, 나머지
계절은 6개월 이상 발효시키면
식초가 된다.

5 ❹를 모시 천으로 걸러낸 다음
1년 이상 숙성시키면 천연
식초가 된다.

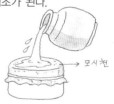

생강 효소 만들기

①싱싱한 생강을 준비하여 이물
질이 없이 물로 깨끗이 세척한 뒤
물기를 대충 털어낸 후 물기가 조
금 있는 상태로 듬성듬성 썰어서
동량의 노란설탕의 절반으로 버무
려 유리 단지나 항아리에 넣고 그
위를 남아 있는 설탕으로 덮고 뚜
껑을 밀봉한다.

②1~3개월 뒤 효소액이 나오면
건더기를 걸러낸 뒤 효소액을 밀
봉하고 12개월간 숙성시킨다. 몇
개월 간격으로 곰팡이가 보이면
제때 제거한다.

위를 보호하고 양기를 보충하는
부추 식초

Dr's advice

부추는 지금도 우리 음식에 빠질 수 없는 채소로 전이나 나물의 재료가
되고 있다. 이처럼 여러 요리를 만들어 즐겨 먹고 있는 부추는 예로부터
한방의 약재로도 많이 쓰여 왔다. 부추를 뿌리째 달여 여러 원인으로 생기
는 통증을 가라앉히고 위장을 튼튼히 하며 장을 깨끗이 하는 데 이용해
온 것이다. 부추는 무엇보다 간과 심장에 좋은 채소다. 〈본초비요〉에 따르
면 부추는 위를 보호하고 양기를 보충하며 폐의 기능이 잘 발휘되도록 돕
는 작용을 한다. 또 몸 안에 원활히 흐르지 못하고 뭉쳐 있는 피가 제대로
순환되도록 돕는 기능도 가지고 있다고 한다.

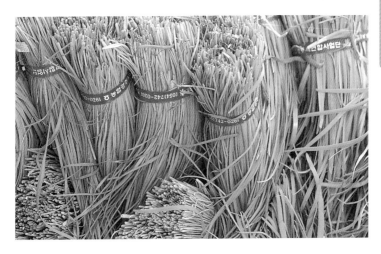

생태와 특징

비늘줄기는 밑에 짧은 뿌리줄기가 있고 겉에 검은 노란색의 섬유가 있다. 잎
은 녹색으로 줄 모양으로 길고 좁으며 연약하다. 잎 사이에서 길이
30~40cm 되는 꽃줄기가 자라서 끝에 큰 산형(傘形)꽃차례를 이룬다.

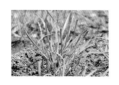

부추의 효능

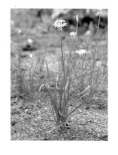

부추는 지금도 우리 음식에 빠질 수 없는 채소로 전이나 나물의 재료가 되고 있다. 여러 요리를 만들어 즐겨 먹고 있는 부추는 예로부터 한방의 약재로도 많이 쓰여 왔다. 부추를 뿌리째 달여 여러 원인으로 생기는 통증을 가라앉히고 위장을 튼튼히 하며 장을 깨끗이 하는 데 이용해 온 것이다.

부추가 설사나 복통을 다스리기도 하므로 다시마를 우려낸 국물에 된장을 푼 뒤 현미밥을 넣고 끓이다 부추를 넣어 쑨 죽을 뜨거울 때 먹으면 설사가 금세 멎는 효과를 볼 수도 있다.

부추는 무엇보다 간과 심장에 좋은 채소다. 〈본초비요〉에 따르면 부추는 위를 보호하고 양기를 보충하며 폐의 기능이 잘 발휘되도록 돕는 작용을 한다. 또 몸 안에 원활히 흐르지 못하고 뭉쳐 있는 피가 제대로 순환되도록 돕는 기능도 가지고 있다고 한다.

심한 중풍으로 눈앞에 있는 물건도 잘 식별하지 못하고 정신까지 혼미할 때 부추를 익히지 말고 즙을 내어 콧구멍에 떨어뜨려주면 치료 효과를 볼 수 있다고 한다.

부추 천연 발효 식초 만들기

준비할 재료

부추 효소 발효액 1ℓ, 막걸리 1병, 생수 3ℓ, 식초 발효 병, 모시 천, 고무줄

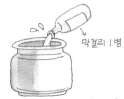

막걸리 1병

1 소독한 별도의 식초 발효 병에 막걸리 1병을 붓는다.

부추
발효액
1ℓ

생수 3ℓ

2 ❶에 부추 효소 발효액 1ℓ와 생수 3ℓ를 붓고 골고루 섞는다.

모시천

고무줄

3 ❷의 주둥이를 모시 천으로 덮고 고무줄로 묶는다.

4 ❸을 여름에는 3개월, 나머지 계절은 6개월 이상 발효시키면 식초가 된다.

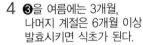

여름 3개월

나머지
계절 6개월

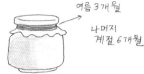

5 ❹를 모시 천으로 걸러낸 다음 1년 이상 숙성시키면 천연 식초가 된다.

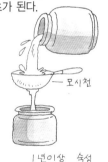

모시천

1년이상 숙성

부추 효소 만들기

①부추를 흐르는 물에 깨끗이 이물질이 없도록 세척한 뒤 물기를 대충 털어낸 후 물기가 조금 있는 상태로 듬성듬성 썰어서 동량의 노란설탕, 설탕 절반의 수분으로 버무린 뒤 유리 단지나 항아리에 넣고 뚜껑을 밀봉한다.

②1~3개월 뒤 효소액이 나오면 건더기를 걸러낸 뒤 효소액을 밀봉하고 12개월간 숙성시킨다. 몇 개월 간격으로 곰팡이가 보이면 제때 제거한다.

암과 같은 질병에 대한 면역 기능을 향상시키는
쑥 식초

Dr's advice

쑥은 연기, 증기, 즙, 냄새 등 모두가 약효가 있다고 한다. 쑥은 우리 몸의 뿌리인 위장을 다스려 가면서 병을 치료하는 탁월한 효능이 있지만 주목하는 것이 백혈구를 증강시키고 병균을 살균한다. 즉, 쑥은 병균을 잡아먹는 백혈구의 수를 증가시키고 식균력(食菌力)을 강화시키는 효능이 매우 뛰어나다는 것이며 강력한 해독작용을 지녔다고 한다.

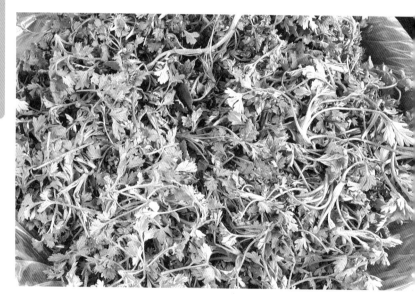

생태와 특징

국화과의 다년초. 들판의 양지바른 풀밭에서 자라며, 어린 순은 떡에 넣어서 먹거나 된장국을 끓여 먹는다. 약재로 쓰는 것은 예로부터 5월 단오에 채취하여 말린 것이 가장 유효 성분의 함량이 높다고 한다.

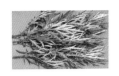

쑥의 효능

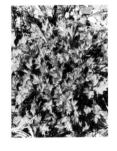

　쑥이 가지고 있는 독특한 향은 치네올이라는 성분 때문이며, 무기질과 비타민이 풍부하다. 이 치네올은 우리가 복용을 하게 되면 위액 분비를 촉진시켜 준다. 그래서 소화력을 도와주며, 또한 우리 몸 속에서 항균 내지는 살균 효과가 아주 뛰어나다.

　특히 비타민 A가 매우 풍부해 하루에 쑥 80g만 먹어도 하루에 필요한 비타민 A의 양을 충분히 공급할 수 있다. 쑥에는 항산화 활성이 높은 베타카로틴이 풍부하게 함유되어 있다.

　베타카로틴은 몸 속에 들어와 비타민 A로 전환되는데 몸 속에서 전환된 이 비타민 A가 몸 안에 침입한 세균이나 바이러스에 대한 저항력을 높여줘 암과 같은 질병에 대한 면역 기능을 향상시켜 준다.

　쑥에는 무기질과 비타민의 함량이 많은 것이 특징이다. 생쑥은 카로틴과 철분 함유량이 유채보다 많고 특히 철분은 채소 가운데 높은 편이다. 비타민 A · B1 · B2, 칼슘, 아연, 구리도 매우 풍부한데 칼슘은 우유보다 더 많이 들어 있다.

쑥 천연 발효 식초 만들기

준비할 재료

쑥 효소 발효액 1ℓ, 막걸리 1병, 생수 3ℓ, 식초 발효 병,
모시 천, 고무줄

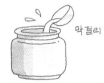

막걸리

1 소독한 별도의 식초 발효 병에
막걸리 1병을 붓는다.

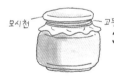

쑥 효소
발효액 1ℓ

생수 3ℓ

2 ❶에 쑥 효소 발효액 1ℓ와
생수 3ℓ를 붓고 골고루 섞는다.

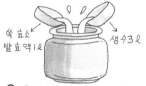

모시천 고무줄

3 ❷의 주둥이를
모시 천으로 덮고
고무줄로 묶는다.

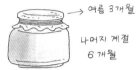

여름 3개월

나머지 계절
6개월

4 ❸을 여름에는 3개월, 나머지 계절은
6개월 이상 발효시키면 식초가 된다.

5 ❹를 모시 천으로 걸러낸 다음 1년
이상 숙성시키면 천연 식초가 된다.

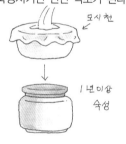

모시 천

1년 이상
숙성

효소 만들기

①갓 채취한 싱싱한 쑥을 뿌리
와 함께 이물질이 없이 물로 깨끗
이 세척한 뒤 물기를 대충 털어낸
후 물기가 조금 있는 상태로 듬성
듬성 썰어서 동량의 노란설탕의
절반으로 버무려 유리 단지나 항
아리에 넣고 그 위를 남아 있는 설

탕으로 덮고 뚜껑을 밀봉한다. (건
조된 재료는 효소가 나오지 않으
므로 동량의 수분을 추가해 준다.)

②1~3개월 뒤 효소액이 나오면
건더기를 걸러낸 뒤 효소액을 밀
봉하고 12개월간 숙성시킨다. 몇
개월 간격으로 곰팡이가 보이면
제때 제거한다.

이뇨, 지혈, 해독 등의 효능이 있는

냉이 식초

Dr's advice

봄의 불청객인 춘곤증엔 봄나물이 특효약이다. 향긋한 풍미와 쌉쌀한 맛, 그리고 아작아작 씹히는 질감은 봄기운을 가득 전해줄 뿐만 아니라 잃었던 입맛도 되살려준다. 그중에서 냉이는 겨우내 부족했던 비타민을 보충해 주기에 가장 좋은 식품이며 춘곤증·식욕부진의 환자에게 알맞다. 또한 봄나물 중 비타민 B1과 비타민 C가 가장 풍부한 '천연 비타민'이다. 냉이는 단백질, 비타민, 칼슘이 풍부하게 들어 있어 약보다 몸에 좋은 야채라 불리운다. 황사와 봄철의 건조한 날씨로 인해 눈이 피로하고 건조할 때(안구건조증 등)도 냉이가 묘약이다.

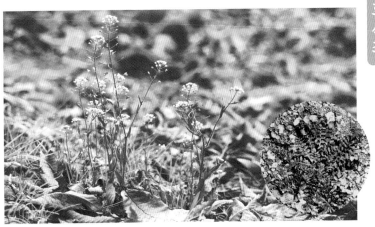

생태와 특징

냉이를 나생이, 나숭게라고도 하며 들이나 밭에서 자란다. 전체에 털이 있고 줄기는 곧게 서며 가지를 친다. 높이는 10～50cm이다. 뿌리잎은 뭉쳐나고 긴 잎자루가 있으며, 깃꼴로 갈라지지만 끝부분이 넓다. 줄기잎은 어긋나고 위로 올라갈수록 작아지면서 잎자루가 없어지며 바소꼴로 줄기를 반 정도 감싼다.

193

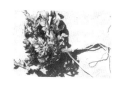

냉이의 효능

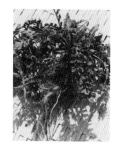

　주요 성분은 아민콜린, 아세틸콜린, 알칼로이드, 플라보노이드, 탄닌, 모노아민, 유기산사포닌, 수지 등이며 이러한 성분은 지혈, 수렴, 혈관수축, 자궁수축, 이뇨 등의 작용을 한다.

　한의학에서는 냉이의 뿌리를 포함한 모든 부분을 '제채' 라 하여 약재로 쓰는데, 꽃이 필 때 채취하여 햇볕에 말리거나 생풀로 쓴다. 말린 것은 쓰기에 앞서서 잘게 썬다.

　약효는 지라(비장)를 실하게 하며 이뇨, 지혈, 해독 등의 효능이 있어 비위허약, 당뇨병, 소변불리, 토혈, 코피, 월경과다, 산후출혈, 안질 등에 처방한다.

　단백질과 비타민이 풍부한 알칼리성 식품으로 특히 항암 효과가 뛰어난 비타민 A가 풍부하여 냉이 국 한 그릇에 하루 필요량의 비타민 A가 들어 있다. 숙취해소와 간 기능 회복에 좋고 〈신농본초경〉에는 지방간을 막아준다고 기록되어 있다.

　콜린 성분이 간의 지방을 제거하기 때문이다. 만성피로를 느끼는 사람이나 노인들이 먹으면 원기회복에 도움이 된다.

냉이 천연 발효 식초 만들기

냉이 효소 발효액 1ℓ, 막걸리 1병, 생수 3ℓ, 식초 발효 병, 모시 천, 고무줄

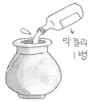

막걸리
1병

1 소독한 별도의 식초 발효 병에 막걸리 1병을 붓는다.

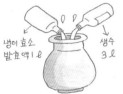

냉이 효소
발효액 1ℓ

생수
3ℓ

2 ❶에 냉이 효소 발효액 1ℓ와 생수 3ℓ를 붓고 골고루 섞는다.

모시 천

고무줄

3 ❷의 주둥이를 모시 천으로 덮고 고무줄로 묶는다.

4 ❸을 여름에는 3개월, 나머지 계절은 6개월 이상 발효시키면 식초가 된다.

여름 3개월

나머지 계절
6개월

5 ❹를 모시 천으로 걸러낸 다음 1년 이상 숙성시키면 천연 식초가 된다.

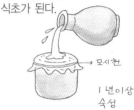

모시천

1년이상
숙성

냉이 효소 만들기

①냉이 전초를 흐르는 물에 깨끗이 이물질이 없도록 세척한 뒤 물기를 대충 털어낸 후 물기가 조금 있는 상태로 듬성듬성 썰어서 동량의 노란설탕, 설탕 절반의 수분으로 버무린 뒤 유리 단지나 항아리에 넣고 뚜껑을 밀봉한다.

②1~3개월 뒤 효소액이 나오면 건더기를 걸러낸 뒤 효소액을 밀봉하고 12개월간 숙성시킨다. 몇 개월 간격으로 곰팡이가 보이면 제때 제거한다.

참나물 식초

Dr's advice

잎줄기에 3개의 잎이 붙어 있어 삼엽채라고도 불린다. 일본어 발음으로는 미쯔버이다. 일본에서는 수경재배로 많이 기르지만 국내는 밭 재배가 주를 이룬다. 비타민과 철분, 칼슘, 카로틴 등이 많이 함유되어 있어 가치가 높아 어린이와 여성의 건강미용 채소로 인기가 있다. 고혈압, 중풍의 예방 효과가 높고 신경증, 대하증에도 효과가 있다. 지혈제나 해열제로 이용하는 약용 식물이기도 하다.

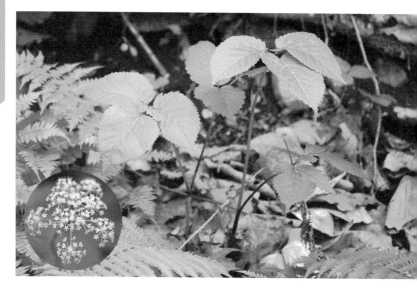

생태와 특징

숲 속에서 자란다. 줄기는 높이 50~80cm이고 털이 없으며 향기가 있다. 잎은 어긋나고 잎자루는 밑부분이 넓어져서 줄기를 감싼다. 잎자루는 밑에서는 길지만 위로 가면서 점점 짧아진다. 잎은 3개의 작은잎으로 되어 있다.

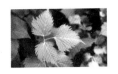

참나물의 효능

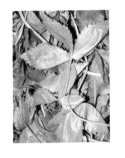

　　참나물은 상쾌하면서도 독특한 향기가 있어서 입맛을 잃기 쉬운 봄철에 식욕을 돋우어준다. 생약명으로 '야근채'라고 하는데 간염과 고혈압 치료제로 이용하기도 한다고 한다.

　　전초를 이용하며 대하, 강장, 빈혈, 폐염, 정혈, 해열, 중풍예방, 신경통 등의 약용으로 사용하고 또 민간요법으로 간염, 고혈압, 해열에 잎과 잎자루의 즙을 내어 공복에 복용하거나 콩나물과 같이 즙을 내어 복용하면 효과가 있다.

　뿌리는 진통작용을 하고 피를 맑게 하므로 지혈, 대하, 해열, 경기, 고혈압, 중풍, 폐렴, 혈액순환, 신경통 등에 사용한다.

　민간요법으로 참나물 즙은 해열작용도 한다고 알려져 있고 혈액순환을 돕고 몸 속 나쁜 독을 없애주기도 하며 고혈압에도 도움이 된다. 또한 나물 중에서도 베타카로틴이 풍부해서 눈 건강에도 좋은 식품이다.

참나물 천연 발효 식초 만들기

참나물 효소 발효액 1ℓ, 막걸리 1병, 생수 3ℓ, 식초 발효
병, 모시 천, 고무줄

1 소독한 별도의 식초 발효 병에
막걸리 1병을 붓는다.

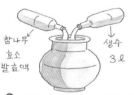

2 ❶에 참나물 효소 발효액 1ℓ와
생수 3ℓ를 붓고 골고루 섞는다.

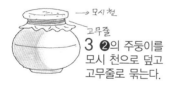

3 ❷의 주둥이를
모시 천으로 덮고
고무줄로 묶는다.

4 ❸을 여름에는 3개월,
나머지 계절은 6개월 이상 발효
시키면 식초가 된다.

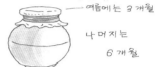

5 ❹를 모시 천으로 걸러낸 다음
1년 이상 숙성시키면 천연
식초가 된다.

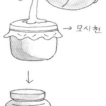

참나물 효소 만들기

①가능하면 뿌리를 포함한 싱싱
한 참나물을 이물질이 없이 물로
깨끗이 세척한 뒤 물기를 대충 털
어낸 후 물기가 조금 있는 상태로
듬성듬성 썰어서 동량의 노란설탕
의 절반으로 버무려 유리 단지나
항아리에 넣고 그 위를 남아 있는
설탕으로 덮고 뚜껑을 밀봉한다.

②1~3개월 뒤 효소액이 나오면
건더기를 걸러낸 뒤 효소액을 밀
봉하고 12개월간 숙성시킨다. 몇
개월 간격으로 곰팡이가 보이면
제때 제거한다.

미국 국립암센터에서 추천한 항암 식품인
마늘 식초

Dr's advice

일본의 한 박사가 간의 해독 기능에 의한 몇 가지 실험을 하였는데 먼저 40세 전후의 건강한 남자 20명을 두 조로 나누어 한 조는 한 달간 마늘을 먹이고 한 조는 먹이지 않고 이후의 결과에 초점을 두었다. 두 조에게 등산을 시켰더니 처음에는 맥박, 호흡수, 혈압이 올라갔는데 마늘을 먹인 A조가 훨씬 빨리 평상시의 상태로 돌아왔으며 체력 또한 상당한 효과를 보았다고 한다.

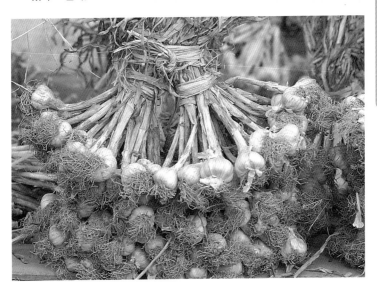

생태와 특징

비늘줄기는 연한 갈색의 껍질 같은 잎으로 싸여 있으며, 안쪽에 5~6개의 작은 비늘줄기가 들어 있다. 꽃줄기는 높이 60cm 정도이다. 잎은 바소꼴로 3~4개가 어긋나며, 잎 밑부분이 잎집으로 되어 있어 서로 감싼다.

채소로 만드는 천연 발효 식초

마늘의 효능

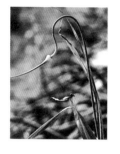

건강을 증진시키는 효능이 뛰어나 식품 중에서도 언론에 자주 보도되는 식품으로 손꼽힌다.

혈압을 낮추고 혈전 생성을 억제하며 나쁜 콜레스테롤을 감소시키고 위암을 예방하고 면역기능을 강화하는 것으로 잘 알려져 있다.

마늘 특유의 냄새는 알리신이라는 성분 때문에 나는 것이다. 알리신은 체내에서 박테리아의 성장을 억제하고 곰팡이와 효모를 파괴한다.

또한 마늘에는 겨자유가 많은데 식욕을 돋우어주고 위액 분비를 촉진시키며 장의 연동 운동과 이뇨작용을 촉진한다. 마늘은 또한 뛰어난 독소 배출제이기도 하다. 침투력이 강하여 부비강, 기관지, 폐 등에 쌓인 점액질을 녹여내고 장내 기생충을 배설시키며 이질을 고친다.

마늘은 미국 국립암센터에서 추천한 항암식품 중 으뜸으로 꼽힌다.

마늘은 보통 살균제보다도 15배 이상이나 살균력이 강하고, 또 항암작용을 하는 게르마늄과 기타 여러 가지 효소가 있기 때문에 암세포의 증식을 막는다.

마늘은 혈액이 혈관 속에서 응고되는 것을 방지해 현대인의 대표적인 성인병 중 하나라고 할 수 있는 뇌경색이나 심근경색을 예방한다. 그리고 마늘에 함유되어 있는 알리신은 인슐린을 활성화시키므로 당뇨병으로 생기는 혈관 장애성 합병증을 예방하는 효과도 뛰어나다.

마늘 천연 발효 식초 만들기

준비할 재료

마늘 효소 발효액 1ℓ, 막걸리 1병, 생수 3ℓ, 식초 발효
병, 모시 천, 고무줄

막걸리
1병

1 소독한 별도의 식초 발효 병에
막걸리 1병을 붓는다.

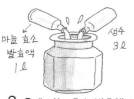

마늘 효소
발효액
1ℓ

생수
3ℓ

2 ❶에 마늘 효소 발효액 1ℓ와
생수 3ℓ를 붓고 골고루 섞는다.

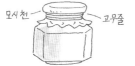

모시 천

고무줄

3 ❷의 주둥이를 모시 천으로
덮고 고무줄로 묶는다.

4 ❸을 여름에는 3개월,
나머지 계절은 6개월 이상
발효시키면 식초가 된다.

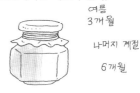

여름
3개월

나머지 계절

6개월

5 ❹를 모시 천으로 걸러낸 다음
1년 이상 숙성시키면 천연
식초가 된다.

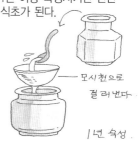

모시 천으로
걸러 낸다.

1년 숙성.

마늘 효소 만들기

①마늘이나 마늘종을 물로 세척
한 뒤 물기를 대충 털어낸 후 물기
가 조금 있는 상태로 듬성듬성 썰
어서 동량의 노란설탕의 절반으로
버무린 뒤 유리 단지나 항아리에
넣고 그 위를 남아 있는 설탕으로
덮고 뚜껑을 밀봉한다.

②1~3개월 뒤 효소액이 나오면
건더기를 걸러낸 뒤 효소액을 밀
봉하고 12개월간 숙성시킨다. 몇
개월 간격으로 곰팡이가 보이면
제때 제거한다.

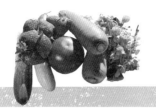

Part 3

산야초로 만드는
천연 발효 식초

개다래 식초

Dr's advice

개다래 열매는 혈액순환을 잘 되게 하고 몸을 따뜻하게 하며, 요통 · 류머티즘관절염 · 통풍 등에 치료 효과가 탁월하다. 일본에서는 개다래 열매를 어린이한테는 먹이지 말라는 말이 있다. 성기능을 높이는 효과가 탁월하기 때문이다. 개다래나무는 고양이과 동물을 성적으로 흥분시키는 작용이 있어서 이를 사람의 약이라기보다는 고양이의 명약이라고 부르기도 한다.

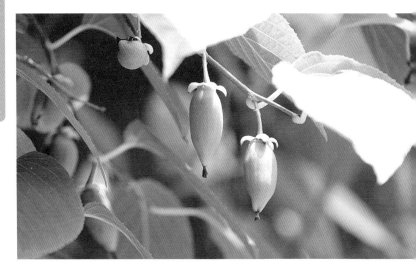

생태와 특징

말다래나무라고도 한다. 깊은 산속 나무 밑이나 계곡에서 자란다. 길이 약 5m로 줄기 속이 희다. 잔가시에는 어릴 때 연한 갈색 털이 나는데 드물게 가시 같은 억센 털이 나기도 한다. 잎은 어긋나고 막질(膜質)이며 넓은 달걀 모양 또는 타원형이고 끝이 점점 뾰족해진다. 잎의 앞면 상반부가 흰색으로 변하기도 한다. 잎맥 위에 갈색 털이 나며 잔 톱니가 있다.

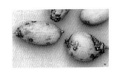

개다래의 효능

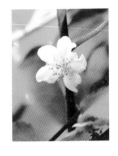

　보온, 강장, 거풍 등의 효능이 있으며 요통, 류머티즘, 복통, 월경불순, 중풍, 안면신경마비, 통풍에 사용한다.

　개다래 열매를 가을에 따서 뜨거운 물에 넣었다가 건져서 말려 약으로 쓴다. 곱게 가루내어 3~5g씩 먹기도 하고, 35도 이상의 증류주에 담가서 소주잔으로 한두 잔씩 하루 2~3번 마시기도 한다. 개다래 열매는 혈액순환을 잘 되게 하고, 몸을 따뜻하게 하며, 요통·류머티즘관절염·통풍 등에 치료 효과가 탁월하다.

　개다래 열매는 맛은 쓰고 시고 떫고 매우며 성질은 뜨겁고 독이 없다. 중풍, 구안와사, 냉증, 여성의 허로를 치료하며 몸을 따뜻하게 한다. 특히 염증을 삭히고 몸 안에 있는 요산을 밖으로 내보내며 통증을 억제하는 효과가 탁월하여 통풍 치료에 큰 효험이 있다.

　개다래의 줄기와 잎도 약으로 쓰는데, 몸을 따뜻하게 하고 뱃속에 있는 덩어리를 삭히며 염증을 없애주고 혈액순환을 잘 되게 하는 등의 효과가 있다.

개다래 천연 발효 식초 만들기

개다래 1kg, 황설탕 1kg, 유리병, 초항아리, 모시 천, 고무줄

1 개다래를 깨끗하게 씻는다.

2 ❶을 채반에 올려 물기를
제거한다.

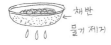

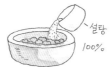

3 소독한 함지박에 ❷와
설탕 10%를 넣어 골고루 섞는다.

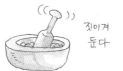

4 ❸에서 과즙이 나올 정도로
짓이겨둔다.

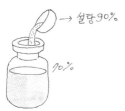

5 ❹를 유리병 70%까지 채운 다음
나머지 설탕 90%를 넣는다.

6 ❺의 주둥이를 밀봉한다.

7 ❻을 2일 후부터 15일 동안
뒤집어주면서 설탕을 완전히
녹여준다.

8 25℃의 온도에서 3주가 지나면
알코올발효가 끝난다.

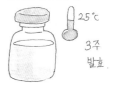

9 ❽을 모시 천으로
엑기스를 짜낸다.

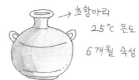

10 ❾를 초항아리에 앉힌 다음
25℃의 온도에서 6개월
숙성시키면 된다.

심장 질환, 동맥경화 등에 탁월한 효과가 있는

솔잎순 식초

Dr's advice

솔잎 영양소 중에서 가장 중요한 것은 엽록소이다. 엽록소는 특히 조혈작용, 육아 조직(피부의 상처를 치료하여 복원시키는 입자)이 뛰어나기 때문에 상처의 치료, 빈혈, 위궤양 등의 치료에 이용되기도 한다. 솔잎은 콜레스테롤 축적을 막고 동맥경화를 방지하여 말초혈관을 확장시켜 혈액순환을 촉진하고 호르몬 분비를 도와 체내 균형에 도움을 주는 것으로 판명되었다. 소나무에는 알코올류, 에스테르, 페놀 화합물, 그리코기닌을 포함해 테르펜틴, 비타민 A·C·K, 클로로필 등이 있으며, 알코올, 에스테르 등은 체내의 노폐물을 배출하므로 더 한층 신진대사를 촉진시켜 준다.

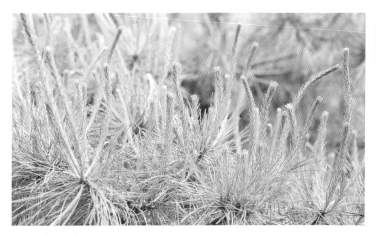

생태와 특징

솔, 솔나무, 소오리나무라고도 한다. 한자어로 송(松), 적송(赤松), 송목, 송수, 청송이라 한다. 줄기는 높이 35m, 지름 1.8m 정도이며 수피는 붉은빛을 띤 갈색이나 밑부분은 검은 갈색이다. 바늘잎은 2개씩 뭉쳐나고 길이 8~9cm, 너비 1.5mm이다. 2년이 지나면 밑부분의 바늘잎이 떨어진다.

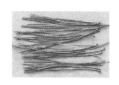

솔잎의 효능

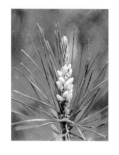

〈본초강목〉에 '솔잎을 송엽 또는 송모라고 한다. 맛이 쓰고 따뜻해 풍습창을 치료하고 머리칼을 나게 하면서 오장을 편안하게 해준다. 위를 든든하게 해서 배고픔을 잊게 하고 장수하게 한다. 청솔잎에 조제를 잘 하면 중풍과 구안와사에 효과가 좋다' 라고 기록되어 있다. 이밖에 팔다리 통증, 근육통, 폐와 위를 튼튼하게 해준다. 경련을 멈추게 하고 뼈마디의 통증을 비롯해 각기병, 타박상, 관절염 등에도 좋다.

솔잎에는 인체를 형성하는 중요한 단백질원인 필수 아미노산이 풍부하게 들어 있는데 이것은 체내에서 합성될 수 없으므로 외부로부터 섭취할 수밖에 없다. 아미노산에는 22가지 종류가 있고 그 중 8가지는 성인에게 필요하고, 성장기의 어린이들에게는 10가지가 필요하다. 솔잎에는 놀랍게도 성인에게 필요한 8가지 필수 아미노산이 모두 들어 있다. 솔잎 단백질의 아미노산 조성을 단백질가로 ㄱ 질을 평가하면 일반 곡류보다 더 우수하다.

솔잎 천연 발효 식초 만들기

준비할 재료

솔잎순 효소 발효액 1ℓ, 막걸리 1병, 생수 3ℓ, 식초 발효 병,
모시 천, 고무줄

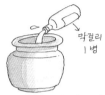

막걸리
1병

1 소독한 별도의 식초 발효 병에
막걸리 1병을 붓는다.

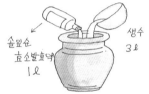

솔잎순
효소발효액
1ℓ

생수
3ℓ

2 ❶에 솔잎순 효소 발효액 1ℓ와
생수 3ℓ를 붓고 골고루 섞는다.

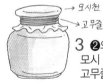

모시천
고무줄

3 ❷의 주둥이를
모시 천으로 덮고
고무줄로 묶는다.

4 ❸을 여름에는 3개월,
나머지 계절은 6개월 이상
발효시키면 식초가 된다.

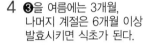

여름 3개월

나머지 계절
6개월

5 ❹를 모시 천으로 걸러낸 다음
1년 이상 숙성시키면 천연
식초가 된다.

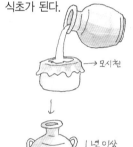

모시천

1년 이상
숙성

솔잎 효소 만들기

①솔잎이나 솔잎순을 채취하여 물로 세척하여 물기를 대충 털어 낸 후 물기가 조금 있는 상태로 듬성듬성 썰어서 동량의 노란설탕의 절반으로 버무린 뒤 유리 단지나 항아리에 넣고 그 위를 남아 있는 설탕으로 덮고 뚜껑을 밀봉한다.

②1~3개월 뒤 효소액이 나오면 건더기를 걸러낸 뒤 효소액을 밀봉하고 12개월간 숙성시킨다. 몇 개월 간격으로 곰팡이가 보이면 제때 제거한다.

개머루 식초

Dr's advice

간은 사람의 몸 속에 있는 화학공장과 같은 기관이다. 몸 안에 들어온 모든 독을 해독하고 과잉 영양소를 저장하는 등 5백여 가지의 일을 수행하고 있다. 그러므로 간장에 병이 나면 화를 잘 내고 성질이 급해지게 된다. 간의 탁한 피를 맑게 하여 간의 기능을 본래대로 회복시켜 주는 효과가 있는 약재로는 다슬기, 호깨나무, 개머루덩굴 등을 꼽을 만하다. 이 가운데서 개머루덩굴은 사람들이 거의 모르고 있지만 민간에서 탁월한 효과가 증명된 약재이다. 개머루덩굴은 간 질환에 신약(神藥)이라 할 만하다.

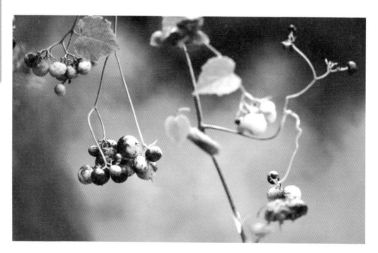

생태와 특징

돌머루라고도 한다. 산과 들에서 자라며 높이 약 3m이다. 나무껍질은 갈색이며 마디가 굵다. 잎은 어긋나고 3~5개로 갈라진다. 갈라진 조각에 톱니가 있고 앞면에는 털이 없으나 뒷면에는 잔털이 난다. 잎자루는 길이 7cm 정도이고 덩굴손과 마주난다.

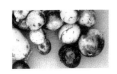

개머루의 효능

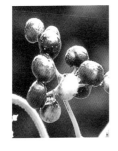

　　개머루(사포도, 산포도)를 한방에서는 산고등 또는 사포도로 불리는데, 고대 의서에 나오는 효능을 보면 폐농양, 장농양에는 개머루 뿌리를 찧은 즙을 술에 타서 먹고, 각혈, 폐결핵에는 개머루 뿌리를 잘게 썰어 물을 붓고 달여서 먹고, 골절에는 뿌리껍질에 술지게미나 찬밥을 넣고 소주를 적당하게 가미해 짓찧어서 붙이면 된다고 했다.

　개머루의 맛이 달고 성질이 평하며 독이 없기 때문에 신장염, 방광염, 맹장염, 간염, 간경화, 간장이 부어 배가 불러진 복수, 부종 등에 효과가 좋다.

　개머루는 포도나무과의 낙엽 덩굴식물로 다른 물체를 감싸면서 자란다. 잎은 어긋나고 오각형처럼 생겼다. 연한 초록색 꽃은 6~7월에 취산꽃차례로 핀다. 열매는 9~10월에 진한 푸른색으로 익지만 식용할 수가 없다.

개머루 천연 발효 식초 만들기

개머루 효소 발효액 1ℓ, 막걸리 1병, 생수 3ℓ, 식초 발효
병, 모시 천, 고무줄

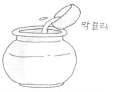

막걸리

1 소독한 별도의 식초 발효 병에
막걸리 1병을 붓는다.

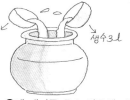

생수 3ℓ

2 ❶에 개머루 효소 발효액 1ℓ와
생수 3ℓ를 붓고 골고루 섞는다.

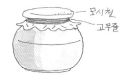

모시천
고무줄

3 ❷의 주둥이를 모시 천으로
덮고 고무줄로 묶는다.

4 ❸을 여름에는 3개월,
나머지 계절은 6개월 이상
발효시키면 식초가 된다.

5 ❹를 모시 천으로 걸러낸 다음
1년 이상 숙성시키면 천연
식초가 된다.

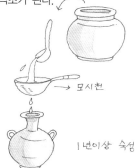

모시천

1년이상 숙성

개머루 효소 만들기

　①싱싱한 개머루 열매를 물로
깨끗이 세척한 뒤 물기를 대충 털
어낸 후 물기가 조금 있는 상태로
듬성듬성 썰어서 동량의 노란설탕
의 절반으로 버무려 유리 단지나
항아리에 넣고 그 위를 남아 있는
설탕으로 덮고 뚜껑을 밀봉한다.

　②1~3개월 뒤 효소액이 나오면
건더기를 걸러낸 뒤 효소액을 밀
봉하고 12개월간 숙성시킨다. 몇
개월 간격으로 곰팡이가 보이면
제때 제거한다.

까마중 식초

Dr's advice

까마중은 항암작용이 매우 강한 약초 중 하나로 암 치료 약으로 널리 쓴다. 동물 실험이나 실제 임상에서도 백혈병을 비롯하여 갖가지 암 세포에 뚜렷한 억제작용이 있음이 입증되었고 민간에서도 위암·간암 등 암 때문에 복수가 찰 때 등에 활용한다. 까마중은 위암·간암·폐암·자궁암·유방암·백혈병·식도암·방광암 등 어떤 암에든지 쓸 수 있다.

까마중에는 안토시아닌 성분이 복분자의 50배, 블루베리의 30배 정도로 풍부해서 항암작용이랄지 염증을 없애주는 항염작용이 뛰어나서 암을 예방하는 데 많은 도움이 될 뿐만 아니라 타박상·인후염·악성종양·만성 기관지염 등에도 효능이 있다.

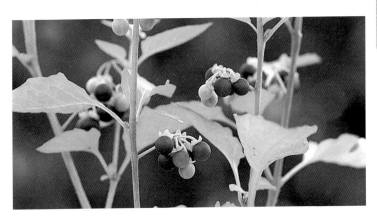

생태와 특징

가마중, 까마종이, 깜뚜라지라고도 한다. 밭이나 길가에서 자란다. 높이 20~90cm이다. 줄기는 약간 모가 나고 가지가 옆으로 많이 퍼진다. 잎은 어긋나고 달걀 모양이며 길이 6~10cm, 나비 4~6cm이다. 가장자리에 물결 모양의 톱니가 있거나 밋밋하고 긴 잎자루가 있다.

213

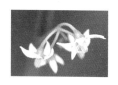

까마중의 효능

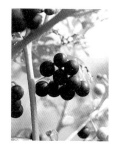

〈본초강목〉에 '까마중이 열을 내리고 오줌을 잘 나가게 하며, 원기를 도와주고 잠을 적게 자게 하며, 옹저와 종기로 인한 독과 타박상으로 인한 어혈을 다스리고 다양한 광석물의 독을 제거한다'고 적혀 있다. 이밖에 까마중 전초를 달인 것은 포도상균, 이질균, 티푸스균, 대장균 등을 억제하고 항염증, 혈압저하 작용, 기침 멈춤, 가래 삭힘, 혈액순환에 좋다. 또한 피로회복, 기관지염, 신장염, 고혈압, 황달, 종기, 암, 두통, 류머티즘 등에도 효과가 있다.

까마중은 항암작용이 매우 강한 약초 중 하나로 암 치료 약으로 널리 쓴다. 동물 실험이나 실제 임상에서도 백혈병을 비롯하여 갖가지 암세포에 뚜렷한 억제작용이 있음이 입증되었고 민간에서도 위암·간암 등 암 때문에 복수가 차는 데 등에 활용하여 효험을 본 경우가 여럿 있다.

까마중 천연 발효 식초 만들기

준비할 재료

까마중 효소 발효액 1ℓ, 막걸리 1병, 생수 3ℓ, 식초 발효
병, 모시 천, 고무줄

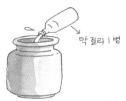

막걸리 1병

1 소독한 별도의 식초 발효 병에
막걸리 1병을 붓는다.

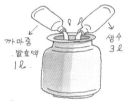

까마중
발효액
1ℓ

생수
3ℓ

2 ❶에 까마중 효소 발효액 1ℓ와
생수 3ℓ를 붓고 골고루 섞는다.

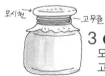

모시천

고무줄

3 ❷의 주둥이를
모시 천으로 덮고
고무줄로 묶는다.

4 ❸을 여름에는 3개월,
나머지 계절은 6개월 이상
발효시키면 식초가 된다.

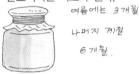

여름에는 3개월

나머지 계절
6개월.

5 ❹를 모시 천으로 걸러낸 다음
1년 이상 숙성시키면 천연
식초가 된다.

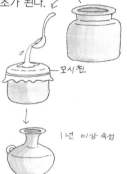

모시천

1년 이상 숙성

까마중 효소 만들기

①뿌리를 포함한 전초를 채취하
여 흐르는 물로 깨끗이 세척하여
물기를 대충 털어낸 후 물기가 조
금 있는 상태로 듬성듬성 썰어서
동량의 노란설탕의 절반으로 버무
린 뒤 유리 단지나 항아리에 넣고
그 위를 남아 있는 설탕으로 덮고
뚜껑을 밀봉한다.

②1~3개월 뒤 효소액이 나오면
건더기를 걸러낸 뒤 효소액을 밀
봉하고 12개월간 숙성시킨다. 몇
개월 간격으로 곰팡이가 보이면
제때 제거한다.

고혈압, 당뇨병에 좋은

고욤 식초

Dr's advice

고욤은 열매가 작고 지름이 약 1센티미터 되며 검은색 또는 노란색으로 익는 것을 고욤나무(D. lotus L.)라고 하고, 어린가지에 털이 없는 것을 민고욤나무(D. lotus var. glabra Makino)라고 한다. 고욤나무는 우리나라의 북부에서도 자라며 감나무보다 추위에 잘 견딘다. 감탄닌은 임상 실험에서 심전도에 변화를 주지 않으면서 혈압을 뚜렷하게 내린다. 또한 동물실험에서도 고양이의 혈압을 내리고 흰쥐의 장을 흥분시키며 떼낸 개구리 심장에 대한 억제 작용도 있다. 민간에서는 감탄닌을 고혈압과 중풍에 써왔다. 약리작용은 뚜렷이 밝혀지지 않았으나 일반적으로 탄닌질이 혈압내림작용을 한다는 것을 고려한다면 효과가 기대된다.

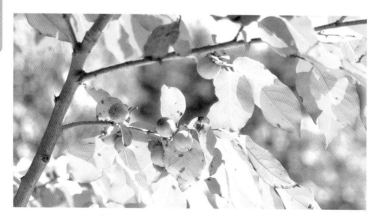

생태와 특징

　고욤, 고양나무, 소시(小柿)라고도 한다. 마을 부근에 많이 자란다. 높이 약 10m이다. 껍질은 회갈색이고 잔가지에 회색 털이 있으나 차차 없어진다. 잎은 어긋나고 타원형 또는 긴 타원형으로 끝이 급하게 좁아져 뾰족하고, 길이 6~12cm, 나비 5~7cm로 톱니는 없다. 잎자루는 길이 8~12mm이다.

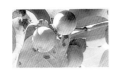

고욤의 효능

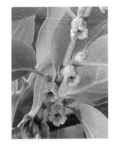

〈동의보감〉에 '고욤을 우내시라고도 하며 감과 비슷하지만 아주 작다. 성질이 몹시 차갑기 때문에 많이 먹지 말아야 한다'라고 적혀 있다. 고욤 꼭지는 딸꾹질을 멈추게 하고 소갈증을 해소시켜 준다. 가슴이 답답하면서 열이 많을 때 효과가 있으며 피부를 윤택하게 해준다.

또한 고욤나무 잎을 달여서 장복하면 당뇨병, 고혈압, 결핵성 망막출혈, 변비, 지혈, 위장병 등이 치료되고 불면증, 두통, 뾰루지, 신경증, 습진, 심장병, 알레르기성 여드름 등에도 좋다.

군천자, 소시라고도 하며 마을 부근에 많이 자란다. 높이 약 10m이다. 껍질은 회갈색이고 잔가지에 회색 털이 있으나 차차 없어진다. 열매는 둥근 장과(漿果)로 지름 1.5cm 정도이며 10월에 익는다.

고욤 천연 발효 식초 만들기

고욤 효소 발효액 1ℓ, 막걸리 1병, 생수 3ℓ, 식초 발효 병,
모시 천, 고무줄

막걸리
1병

1 소독한 별도의 식초 발효 병에
막걸리 1병을 붓는다.

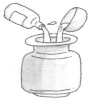

2 ❶에 고욤 효소 발효액 1ℓ와
생수 3ℓ를 붓고 골고루 섞는다.

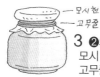
모시천
고무줄

3 ❷의 주둥이를
모시 천으로 덮고
고무줄로 묶는다.

4 ❸을 여름에는 3개월,
나머지 계절은 6개월 이상
발효시키면 식초가 된다.

여름에는 3개월

나머지 계절
6개월

5 ❹를 모시 천으로 걸러낸 다음
1년 이상 숙성시키면 천연
식초가 된다.

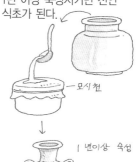
모시 천

1년이상 숙성

고욤 **효소 만들기**

①싱싱한 고욤 열매를 물로 깨
끗이 세척한 뒤 물기를 대충 털이
낸 후 물기가 조금 있는 상태에서
잘게 썰어서 동량의 노란설탕의
절반으로 버무려 유리 단지나 항
아리에 넣고 그 위를 남아 있는 설
탕으로 덮고 뚜껑을 밀봉한다.

②1~3개월 뒤 효소액이 나오면
건더기를 걸러낸 뒤 효소액을 밀
봉하고 12개월간 숙성시킨다. 몇
개월 간격으로 곰팡이가 보이면
제때 제거한다.

중풍과 폐병에 특효가 있는

돌배 식초

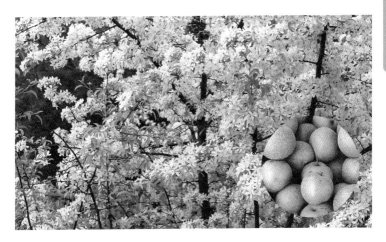

Dr's advice

돌배는 일반 배에 비해서 작고 거친 게 특징이다. 신맛이 나고 일반 배보다는 당도가 낮아 오랫동안 약용으로 많은 활용이 되었다. 기침에 좋고 폐병에도 좋다. 열매뿐 아니라 뿌리에도 기침을 멈추게 하는 효과가 있고 숙취해소에도 효과적이다. 다량의 칼륨을 함유하여 혈압이 높은 사람이나 심장병에도 좋고 발암 물질 배출작용이 있다. 폐를 건강하게 해주고 피를 맑게 해 심장에 염증을 없애주며 화를 내리게 해주고 주독을 풀어주므로 간의 피로를 덜어주고 당뇨와 중풍에 특히 좋다. 자연산 돌배는 재배하는 배에 비해 3∼5배가 넘는 효능과 약효가 탈월한 것으로 알려져 있다.

생태와 특징

나무의 높이는 5∼20m이고 수피는 회색을 띤 검은색이고 어린 가지는 갈색이며 처음에는 털이 있으나 점점 없어진다. 잎은 달걀상 긴 타원 모양 또는 달걀 모양으로 가장자리에 침 모양의 거치가 있다. 잎의 뒷면은 회색을 띤 녹색이고 잎자루가 있다.

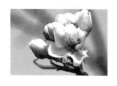

돌배의 효능

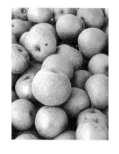

돌배는 맛이 달고 설질이 차갑지만 독이 없기 때문에 기침과 갈증을 멎게 하면서 풍을 다스려 소변이 잘 나오게 한다. 이밖에 통변, 이뇨, 강장, 해열, 풍열, 금창 등에서 탁월한 효능이 있다. 더구나 체내에서 진액을 만들기 때문에 피부를 윤기 나게 하고 마음을 진정시킨다.

또 열병으로 입이 마를 때, 더위를 먹었을 때, 열이 나고 기침을 할 때, 심한 가래, 당뇨, 경기, 탈장, 구토, 설사, 종기 등에 효과적으로 이용된다. 하지만 대변이 묽거나 잔기침이 있을 때는 삼가야 한다.

야리, 산리라고도 하며 열매는 돌배라고 부르며 날것으로 먹거나 삶아먹고 약으로도 사용된다. 목재가 매우 단단해 가구나 기계 재료 등으로 이용된다.

돌배 천연 발효 식초 만들기

준비할 재료

돌배 효소 발효액 1ℓ, 막걸리 1병, 생수 3ℓ, 식초 발효 병, 모시 천, 고무줄

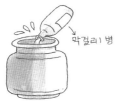

막걸리 병

1 소독한 별도의 식초 발효 병에 막걸리 1병을 붓는다.

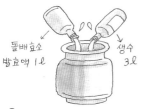

돌배효소 발효액 1ℓ   생수 3ℓ

2 ❶에 돌배 효소 발효액 1ℓ와 생수 3ℓ를 붓고 골고루 섞는다.

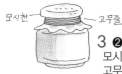

모시천   고무줄

3 ❷의 주둥이를 모시 천으로 덮고 고무줄로 묶는다.

4 ❸을 여름에는 3개월, 나머지 계절은 6개월 이상 발효시키면 식초가 된다.

5 ❹를 모시 천으로 걸러낸 다음 1년 이상 숙성시키면 천연 식초가 된다.

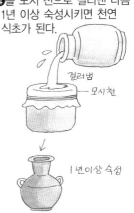

걸러냄

모시천

1년이상 숙성

돌배 효소 만들기

①돌배 열매를 채취하여 깨끗이 세척하여 물기를 대충 털어낸 후 물기가 조금 있는 상태에서 잘게 썰어서 동량의 노란설탕의 절반으로 버무린 뒤 유리 단지나 항아리에 넣고 그 위를 남아 있는 설탕으로 덮고 뚜껑을 밀봉한다.

②1~3개월 뒤 효소액이 나오면 건더기를 걸러낸 뒤 효소액을 밀봉하고 12개월간 숙성시킨다. 몇 개월 간격으로 곰팡이가 보이면 제때 제거한다.

개복숭아 식초

Dr's advice

주성분은 수분과 당질이며 주석산·사과산·시트르산 등의 유기산 1%·비타민 A와 개미산·초산·바레리안산 등의 에스테르와 알코올류·알데히드류·펙틴 등도 풍부하다. 과육에는 유리 아미노산이 많이 들어 있는데, 특히 아스파르긴산이 많다. 특유의 향은 에스테르·알코올류 알데히드가 어울려서 낸다. 알카리성 식품으로 면역력을 키워주고 식욕을 돋워준다. 발육불량과 야맹증에 좋으며 장을 부드럽게 하여 변비를 없애주고 어혈을 풀어준다. 껍질은 해독작용을 하고 유기산은 니코틴을 제거하며 독성을 없애주기도 한다. 발암 물질인 느트로소아민의 생성을 억제하는 성분도 들어 있다.

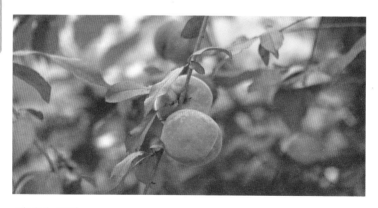

생태와 특징

개복숭아는 산이나 들에 저절로 자란 복숭아로 크기가 작다. 복숭아는 중국이 원산인데 페르시아로 건너가 그 곳에서 세계 긱지로 전해졌나고 한다. 우리나라에서는 비교적 일찍 중국으로부터 수입되어 정원이나 동산에 심어 정원 과수로 널리 보급되었다가 집중적인 경제 재배가 이루어진 것은 구한말 이후의 일이다.

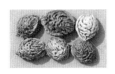

개복숭아의 효능

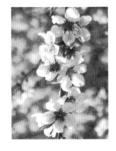

〈동의보감〉에 '풀어주는 효능이 강하기 때문에 어혈과 굳은 변들을 묽어지게 한다. 기관지가 나쁘거나 기침 등에도 효능이 있다'고 적혀 있다. 돌복숭아의 우수한 약효는 나무 진액이 최고이고 그 뒤를 이어 가지의 껍질, 씨앗, 꽃, 잎 등을 식용으로 한다. 돌복숭아는 맛이 쓰고 성질이 약간 따뜻하다. 그래서 변비, 부종, 설사, 복수, 주근깨, 기미, 생리불순, 생리통, 기미, 관절염, 무좀, 습진, 안면마비, 어혈, 혈액순환, 냉증 치료, 기침, 기관지 치료, 비염 등에 효과가 탁월하다.

개복숭아는 기침, 천식 같은 기관지에 탁월한 것은 물론이고 류머티즘관절염에도 효과가 좋다. 비타민이 풍부하여 피부에도 좋고 아스파라긴산이 풍부하여 알코올을 분해해 주며 니코틴을 정화, 배출해 주는 역활까지 한다.

개복숭아 천연 발효 식초 만들기

준비할 재료

개복숭아 효소 발효액 1ℓ, 막걸리 1병, 생수 3ℓ, 식초 발효 병,
모시 천, 고무줄

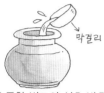

막걸리

1 소독한 별도의 식초 발효 병에
막걸리 1병을 붓는다.

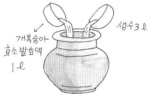

생수 3ℓ

개복숭아
효소발효액
1ℓ

2 ❶에 개복숭아 효소 발효액 1ℓ와
생수 3ℓ를 붓고 골고루 섞는다.

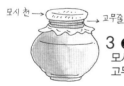

모시 천 →

→ 고무줄

3 ❷의 주둥이를
모시 천으로 덮고
고무줄로 묶는다.

4 ❸을 여름에는 3개월,
나머지 계절은 6개월 이상
발효시키면 식초가 된다.

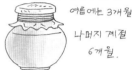

여름에는 3개월
나머지 계절
6개월.

5 ❹를 모시 천으로 걸러낸 다음
1년 이상 숙성시키면 천연
식초가 된다.

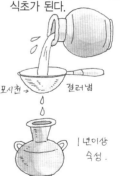

모시천

걸러냄

1년이상
숙성.

개복숭아 효소 만들기

①싱싱한 개복숭아 열매를 물로
깨끗이 세척한 뒤 물기를 대충 털
어낸 후 물기가 조금 있는 상태에
서 잘게 썰어서 동량의 노란설탕
의 절반으로 버무려 유리 단지나
항아리에 넣고 그 위를 남아 있는
설탕으로 덮고 뚜껑을 밀봉한다.

②1~3개월 뒤 효소액이 나오면
건더기를 걸러낸 뒤 효소액을 밀
봉하고 12개월간 숙성시킨다. 몇
개월 간격으로 곰팡이가 보이면
제때 제거한다.

강력한 항암제인 레스베라톨이 함유되어 있는

머루 식초

Dr's advice

머루에 함유되어 있는 비타민, 유기산, 미네랄 성분이 심장을 튼튼하게 하며 혈액순환을 원활하게 해주어 동맥경화, 고혈압을 예방할 수 있다. 인슐린 기능을 높여주는 효능이 있어 당뇨에 쓰이고 관절을 부드럽게 만들어 줘서 골다공증을 예방한다. 머루는 칼슘과 인의 함량이 높은 우수한 알칼리성 식품으로 인체를 약알칼리성으로 개선시켜 인체의 자연 치유력을 높인다. 머루에 함유되어 있는 레스페라트롤 성분은 항암작용이 뛰어나다.

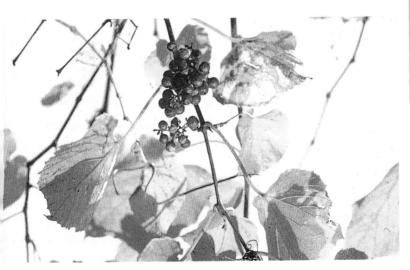

생태와 특징

줄기는 길고 굵으며, 덩굴손이 나와 다른 식물이나 물체를 휘감는다. 잎은 어긋나고 길이 12~25cm 정도이며 가장자리에 톱니가 있다. 적갈색 털이 밀생하고 오랫동안 붙어 있다. 꽃은 작고 황록색이며 5~6월에 잎과 마주나온 원추꽃차례에 달린다.

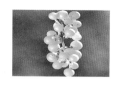

머루의 효능

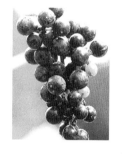

머루에는 칼슘, 인, 철분, 회분, 안토시아닌 성분이 다량 들어 있기 때문에 보혈 강장과 자양강장의 효능이 뛰어나다. 특히 열매가 약용으로 탁월해 오래 전부터 종창, 종화, 화장, 동상, 식욕촉진, 해독, 보혈, 폐 질환, 눈 다래끼 치료, 지갈, 이뇨, 두통, 요통, 두풍, 대하증, 양혈, 폐염, 폐결핵, 허약증 등에 널리 쓰여 왔다.

또한 비타민과 황산화 성분이 다양하게 함유되어 있어 이 성분들이 심장병 예방, 동맥경화, 뇌졸중 등의 심혈관 예방과 혈액순환을 도와주어 체내에 있는 노폐물을 배출하는 데 도움을 주고 신체 곳곳으로 혈액을 월활하게 공급시켜 주어 부종이나 수족냉증 등의 질환을 개선해 준다.

특히 강력한 항암 효과를 발휘하는 레스베라트롤이 함유되어 있어 DNA 변이를 억제하고 암 세포의 사멸을 유도한다. 레스베라트롤은 노화 억제와 다이어트 효과, 황산화작용, 콜레스테롤 제거, 심혈관 질환 억제, 호흡기를 통한 바이러스성 염증 억재 등의 다양한 효능이 있는데, 각종 베리류와 땅콩 등에 함유되어 있다.

머루 천연 발효 식초 만들기

준비할 재료

머루 효소 발효액 1ℓ, 막걸리 1병, 생수 3ℓ, 식초 발효 병,
모시 천, 고무줄

막걸리
1병

1 소독한 별도의 식초 발효 병에
막걸리 1병을 붓는다.

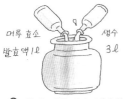

머루 효소   생수
발효액 1ℓ   3ℓ

2 ❶에 머루 효소 발효액 1ℓ와
생수 3ℓ를 붓고 골고루 섞는다.

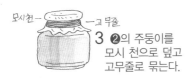

모시천   고무줄

3 ❷의 주둥이를
모시 천으로 덮고
고무줄로 묶는다.

4 ❸을 여름에는 3개월,
나머지 계절은 6개월 이상
발효시키면 식초가 된다.

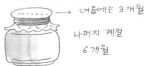

→ 여름에는 3개월

나머지 계절
6개월

5 ❹를 모시 천으로 걸러낸 다음
1년 이상 숙성시키면 천연
식초가 된다.

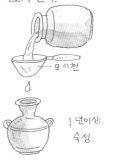

모시천

1년이상
숙성.

머루 효소 만들기

①싱싱한 머루 열매를 흐르는
물에 깨끗이 세척한 뒤 물기를 털
어낸 후 동량의 노란설탕에 버무
린 뒤 유리 단지나 항아리에 넣고
뚜껑을 밀봉한다. 머루 잎으로도
효소를 만들 수 있는데, 머루 잎은

설탕에 버무릴 때 동량의 수분을
추가해 주어야 한다.

②1~3개월 뒤 효소액이 나오면
건더기를 걸러낸 뒤 효소액을 밀
봉하고 12개월간 숙성시킨다. 몇
개월 간격으로 곰팡이가 보이면
제때 제거한다.

버찌 식초

Dr's advice

버찌에 든 성분(안토시아닌과 시아니딘)이 통풍으로 인한 통증과 부종을 줄여주고 있다며 "통풍 환자가 매일 버찌를 12알 이상 먹거나 버찌 주스를 하루 세 숟갈씩 먹으면 좋다"고 권한다. 안토시아닌은 아스피린보다 10배 높은 소염 효과를 나타내며 감기, 기침, 천식 등 기관지 질환과 심장병,뇌졸중 등 혈관 질환 예방에도 좋으며 안토시아닌 성분이 암을 예방하고, 발암성 물질의 생성을 줄인다는 연구 결과도 나왔다.

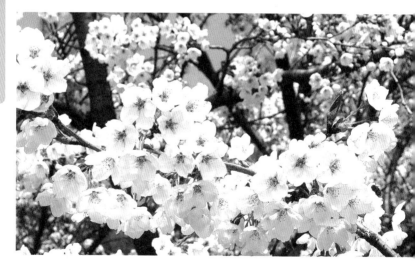

생태와 특징

버찌는 벗나무 열매인데 가지가 많이 갈라지는 소교목으로서 높이 약 11m이다. 꽃은 흰색이고 꽃이 핀 지 60~80일이 지난 뒤인 5월에서 7월 상순에 걸쳐 수확한다. 열매는 핵과(核果)로서 둥글거나 심장형이며 지름 약 2cm이고 노란빛을 띤 검붉은색이다.

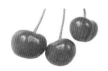

버찌의 효능

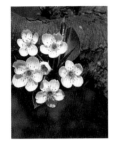

벚나무 껍질에는 '사쿠라닌' 성분이 함유되어 있는데, 이것을 이용한 것이 '프로틴'이라는 기침약이다. 벚나무 잎에는 '쿠마린' 성분이 들어 있어 음식물이 상하는 것을 막아준다.

말린 벚나무의 속껍질을 달여서 복용하면 위경련에 효과가 좋고 악성종양, 설사, 버섯 중독, 옻이 올랐을 때도 효과가 있다. 벚나무 잎 역시 피부병에 좋은데, 말린 잎을 달여 복용하거나 땀띠, 습진, 피부병에 바르면 효과가 있다. 이밖에 해수, 천식, 두드러기, 홍역, 쇠고기를 먹고 체했을 때, 편도선염 등에 좋다.

야생화라고도 하며 장미과의 낙엽교목으로 키가 20m 정도이고 짙은 자갈색을 띠는 수피에는 줄무늬가 뚜렷하다. 잎은 어긋나고 흰색 또는 연분홍색 꽃은 4~5월경에 2~3송이씩 모여서 핀다. 열매는 6~7월에 장과로 익는데, 이것을 버찌라고 한다.

버찌 천연 발효 식초 만들기

버찌 효소 발효액 1ℓ, 막걸리 1병, 생수 3ℓ, 식초 발효 병,
모시 천, 고무줄

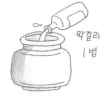

막걸리
1병

1 소독한 별도의 식초 발효 병에
막걸리 1병을 붓는다.

4 ❸을 여름에는 3개월,
나머지 계절은
6개월 이상 발효
시키면 식초가
된다.

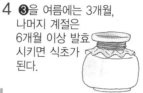

여름
3개월

나머지 계절
6개월

버찌효소
발효액 1ℓ

생수
3ℓ

2 ❶에 버찌 효소 발효액 1ℓ와
생수 3ℓ를 붓고 골고루 섞는다.

모시 천

고무줄

3 ❷의 주둥이를
모시 천으로 덮고
고무줄로 묶는다.

5 ❹를 모시 천으로 걸러낸 다음
1년 이상 숙성시키면 천연
식초가 된다.

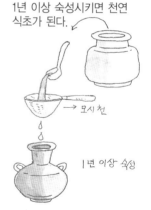

→ 모시 천

1년 이상 숙성

버찌 효소 만들기

①싱싱한 버찌 열매를 물로 깨
끗이 세척한 뒤 물기를 털어낸 동
량의 노란설탕의 절반으로 버무려
유리 단지나 항아리에 넣고 그 위
를 남아 있는 설탕으로 덮고 뚜껑
을 밀봉한다.

②1~3개월 뒤 효소액이 나오면
건더기를 걸러낸 뒤 효소액을 밀
봉하고 12개월간 숙성시킨다. 몇
개월 간격으로 곰팡이가 보이면
제때 제거한다.

자궁암에 효과가 좋은

쇠비름 식초

Dr's advice

쇠비름에는 타닌, 사포닌, 베타카로틴, 글루틴, 칼륨, 비타민 C·D·E를 비롯해 생명체 유지에 꼭 필요한 필수지방산인 오메가3 지방산이 쇠비름 100g에 300~400mg이나 될 정도로 풍부하다. 등푸른 생선을 비롯해 일반 약초나 녹색 채소, 견과류와 동백기름(생강나무 열매 기름) 등에도 오메가3 지방산이 들어 있지만 쇠비름은 이들 식물 중에서도 단연 으뜸이다. 오메가3 지방산은 뇌를 구성하는 필수 성분이며 망막에도 많이 포함되어 있는데 세포막의 전기적 자극을 빠르게 다음 세포로 전달해 준다.

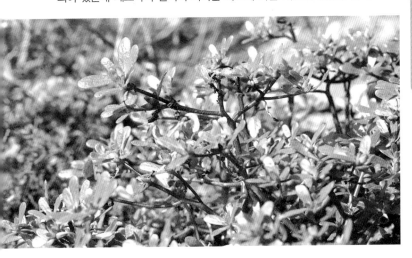

생태와 특징

 오행초(五行草), 마치채(馬齒菜), 산산채(酸酸菜), 장명채(長命菜), 돼지풀, 도둑풀, 말비름이라고도 한다. 밭 근처에서 자라는 잡초이다. 높이가 30cm에 달한다. 전체에 털은 없으며 육질이고 뿌리는 흰색이며 줄기는 붉은빛이 도는 갈색으로서 많은 가지가 비스듬히 옆으로 퍼진다.

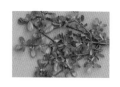

쇠비름의 효능

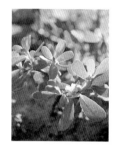

〈본초강목〉에서 쇠비름을 오행초라고 하는데, 이렇게 부르는 것은 다섯 가지 색깔로 음양오행설에 나오는 다섯 가지 기운을 모두 갖췄기 때문이다. 특히 타닌과 사포닌, 베타카로틴, 글루틴, 칼슘, 비타민 C·D·E 등을 비롯해 필수지방산인 오메가3가 풍부하게 함유되어 있다.

쇠비름은 폐결핵, 폐농양, 관절염에 특효가 있다. 이밖에 피부에 생긴 염증과 종기에 쇠비름을 생으로 찧어 붙이면 되고, 설사나 만성 대장염에 쇠비름 죽이 좋고, 저혈압, 대장염, 관절염, 변비, 여성의 적·백대하, 임질, 설사 등에는 생즙을 마시면 효험이 있다.

쇠비름의 생초는 자궁암에 효과가 있다. 쇠비름은 시골의 길가나 밭 등에 저절로 나는 풀로 줄기와 잎은 긴 타원형으로 마주나고, 여름철에 누런 꽃이 피는데, 꽃꼭지가 없으며 아침에 피었다가 한낮에 오므라진다.

쇠비름 천연 발효 식초 만들기

쇠비름 효소 발효액 1ℓ, 막걸리 1병, 생수 3ℓ, 식초 발효
병, 모시 천, 고무줄

1 소독한 별도의 식초 발효 병에
막걸리 1병을 붓는다.

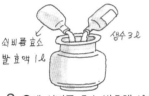

쇠비름 효소
발효액 1ℓ

생수 3ℓ

2 ❶에 쇠비름 효소 발효액 1ℓ와
생수 3ℓ를 붓고 골고루 섞는다.

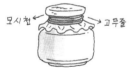

모시 천   고무줄

3 ❷의 주둥이를 모시 천으로
덮고 고무줄로 묶는다.

4 ❸을 여름에는 3개월,
나머지 계절은 6개월 이상
발효시키면 식초가 된다.

여름에는 3개월

나머지 계절
6개월.

5 ❹를 모시 천으로 걸러낸 다음
1년 이상 숙성시키면 천연
식초가 된다.

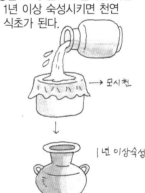

→ 모시 천

1년 이상 숙성

쇠비름 효소 만들기

①싱싱한 쇠비름 전초를 흐르는
물에 깨끗이 세척한 뒤 물기를 쫙
뺀 후 동량의 노란설탕에 버무린
뒤 유리 단지나 항아리에 넣고 뚜

껑을 밀봉한다.

②1~3개월 뒤 효소액이 나오면
건더기를 걸러낸 뒤 효소액을 밀
봉하고 12개월간 숙성시킨다. 몇
개월 간격으로 곰팡이가 보이면
제때 제거한다.

진액을 생성하고 갈증을 없애는 데 특효인

오미자 식초

Dr's advice

〈동의보감〉에 오미자는 위액 분비를 조절해 주기 때문에 위산과다로 인한 속쓰림에 효과가 있고, 구기자와 똑같이 정력에 매우 좋다고 하며 오미자 섭취는 조루증 치료에도 효과가 좋다. 두뇌 발달도 오미자 효능에 포함된다. 스트레스를 풀어주기 때문에 머리를 많이 쓰는 수험생·고시생 등의 경우 오미자차를 지속적으로 먹으면 좋은 효과를 볼 수 있다.

오미자는 혈압을 안정화시켜 주기 때문에 고혈압 치료에 효능이 있고 혈액순환을 촉진시켜 주기 때문에 저혈압으로 인한 두통을 치료하는 데 도움이 된다.

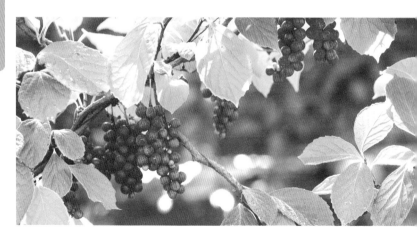

생태와 특징

오미자나무의 열매로 지름 약 1cm의 짙은 붉은 빛깔이다. 단맛, 신맛, 쓴맛, 찐맛, 매운맛의 5가지 맛이 나므로 오미자라고 불린다. 열매는 거의 둥글고 8~9월에 홍색으로 익으며 1~2개의 종자가 들어 있다. 오미자라고 하며 신맛이 강하고 약용한다.

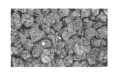

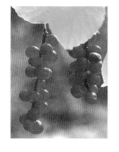

〈동의보감〉에 '오미자의 껍질과 살은 달고 시면서 씨의 속맛은 맵고 쓰면서 짠 맛 등 다섯 가지 맛을 모두 구비하고 있기 때문에 오미자라고 한다' 라고 적혀 있다.

오미자는 갈증을 없애주고 여름철에 흘리는 땀과 설사를 멎게 한다. 오미자의 과육은 사과산, 주석산 등 유기산이 많아 신맛이 강하기 때문에 흩어진 기운을 모아준다.

이밖에 해소, 자양, 강장, 수렴, 정력, 기침 등에도 좋다. 민간요법으로는 노인의 만성기관지염, 기관지 확장 등에 쓰이고 있다. 또한 전신쇠약, 정신과 육체피로, 신경쇠약, 저혈압, 심장기능저하 등에도 좋다.

오미자나무과의 덩굴성 관목이지만, 목련과로 분류된다. 잎은 어긋나고 연붉은빛을 띤 황백색 또는 흰색 꽃은 7~10㎝ 정도의 크기로 핀다. 꽃덮이조각은 6~9장이고, 수술은 5개, 암술이 더 많다. 꽃이 진 후 열매는 수상 형태로 달리는데, 공 모양의 열매는 8~9월경에 붉은색으로 익는다.

오미자 천연 발효 식초 만들기

오미자 효소 발효액 1ℓ, 막걸리 1병, 생수 3ℓ, 식초 발효 병, 모시 천, 고무줄

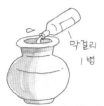

막걸리
1병

1 소독한 별도의 식초 발효 병에 막걸리 1병을 붓는다.

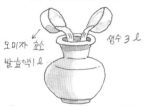

오미자 효소
발효액 1ℓ

생수 3ℓ

2 ❶에 오미자 효소 발효액 1ℓ와 생수 3ℓ를 붓고 골고루 섞는다.

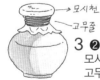

모시천

고무줄

3 ❷의 주둥이를 모시 천으로 덮고 고무줄로 묶는다.

4 ❸을 여름에는 3개월, 나머지 계절은 6개월 이상 발효시키면 식초가 된다.

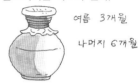

여름 3개월

나머지 6개월

5 ❹를 모시 천으로 걸러낸 다음 1년 이상 숙성시키면 천연 식초가 된다.

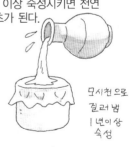

모시천으로
걸러 냄
1년이상
숙성

오미자 효소 만들기

①싱싱한 오미자 열매나 말린 오미자열매를 물로 깨끗이 세척한 뒤 물기를 털어내고 동량의 노란 설탕, 설탕 절반의 수분으로 버무려 유리 단지나 항아리에 넣고 뚜껑을 밀봉한다.

②1~3개월 뒤 효소액이 나오면 건더기를 걸러낸 뒤 효소액을 밀봉하고 12개월간 숙성시킨다. 몇 개월 간격으로 곰팡이가 보이면 제때 제거한다.

오갈피 열매 식초

Dr's advice

지금부터 약 20여 년 전 구 소련의 '과학 아카데미'라는 곳에서 가시오갈피가 어떤 약재보다 매우 우수한 약용식물이라고 연구 결과를 발표하였다. 1976년, 프랑스에서 열린 국제약학회에서 소련의 브레크만 교수가 가시오가피에 대한 성분과 임상실험을 통하여 인삼과 비교하였는데 인삼보다 가시오가피의 유용성이 월등하다고 발표하여 우리를 당혹케 만들었던 것이다. 이렇듯 신비한 효험을 가진 오가피의 품종이 세계적으로 우리나라에 가장 많은 15종이 자생하고 있으며 다른 나라에서는 자라고 있지 않는 특산물이 8종이나 밝혀져 있다.

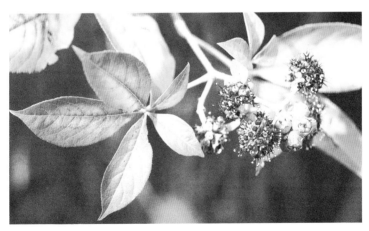

생태와 특징

두릅나무과의 낙엽관목으로 높이 3~4m에 달하며 지면에서 가지가 많이 갈라져 사방으로 퍼져 사라나 수피는 흑회색이고 잔가지는 회갈색으로 드물게 가시가 달린다. 꽃잎은 5개로 타원형이고 암술과 수술이 길게 뻗어 나온다. 장과인 열매는 10월에 둥글고 검게 익는다.

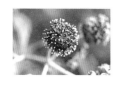

오갈피의 효능

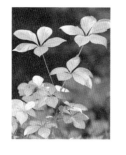

맛이 맵고 쓰면서 성질이 따뜻하고 독이 없기 때문에 간경 및 신경에 작용해 풍습을 없애고 기를 도와 중풍, 신경통, 요통, 동맥경화, 관절염, 당뇨병, 자양강장 등에 효과가 좋다.

〈동의보감〉에 '오갈피나무는 오갈피 술과 가루를 상복해 장수하는 사람들이 헤아릴 수 없이 많다. 또 허리와 척추의 통증에 약효가 뛰어나고 근골계를 건강하게 해준다'고 쓰여 있다. 이밖에 수피와 열매는 한방에서 진통, 진정, 강심, 타박상 치료에 사용하고 그밖에 강정제, 음위제, 진경제, 단독제, 강장제, 피로회복제 등으로 처방한다.

오갈피나무의 효능을 정리해 보면 타박상과 골절상, 그리고 무릎과 허리의 연약한 증세에 사용하면 뼈를 튼튼하게 해주고, 약리작용으로는 면역력을 증강시켜 주며 혈압 조절과 해독작용을 한다고 한다.

오갈피 천연 발효 식초 만들기

오갈피 효소 발효액 1ℓ, 막걸리 1병, 생수 3ℓ, 식초 발효 병, 모시 천, 고무줄

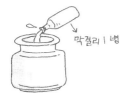

막걸리 1병

1 소독한 별도의 식초 발효 병에 막걸리 1병을 붓는다.

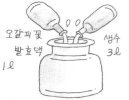

오갈피 꽃 발효액 1ℓ

생수 3ℓ

2 ❶에 오갈피 효소 발효액 1ℓ와 생수 3ℓ를 붓고 골고루 섞는다.

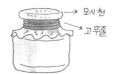

모시천
고무줄

3 ❷의 주둥이를 모시 천으로 덮고 고무줄로 묶는다.

4 ❸을 여름에는 3개월, 나머지 계절은 6개월 이상 발효시키면 식초가 된다.

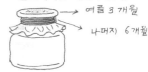

여름 3개월
나머지 6개월

5 ❹를 모시 천으로 걸러낸 다음 1년 이상 숙성시키면 천연 식초가 된다.

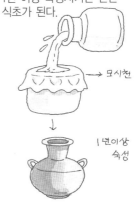

모시천

1년 이상 숙성

오갈피 효소 만들기

①검게 익은 오갈피 열매를 따서 동량의 노란설탕에 버무린 뒤 유리 단지나 항아리에 넣고 뚜껑을 밀봉한다.

②1~3개월 뒤 효소액이 나오면 건더기를 걸러낸 뒤 효소액을 밀봉하고 12개월간 숙성시킨다. 몇 개월 간격으로 곰팡이가 보이면 제때 제거한다.

항암 약재로 사용되고 고혈압에 좋은

오동자 식초

Dr's advice

오동나무라 부르는 나무는 오동나무 · 꽃개오동 · 개오동나무 · 벽오동 등이 있다. 이름은 오동이지만 분류학상으로 오동나무는 현삼과이고, 꽃개오동과 개오동나무는 능소화과에 속하고, 벽오동은 벽오동과에 속한다.

이들 오동나무의 목재는 재질이 좋아 악기재나 조각재로 사용하여 왔으며 관상적인 면에서도 잎이 크고 시원스러우며 여름의 짙은 녹음과 함께 꽃이 향기로워 공원수, 가로수 등으로 어울리는 나무이다.

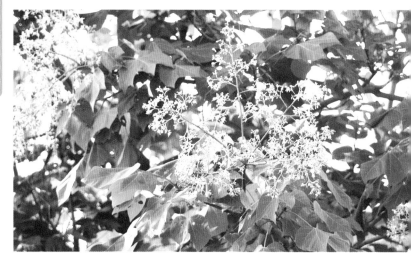

생태와 특징

　오동자는 벽오동 나무의 열매로 중국, 인도차이나, 타이완 및 류큐[琉球] 원산이다. 전라도와 경상도에서 가로수로 심고 있으며 경기도에서도 곳에 따라 월동이 가능하다. 높이 15m 정도로 굵은 가지가 벌어지고 나무껍질은 녹색이다.

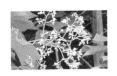

벽오동 · 오동나무의 효능

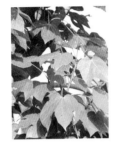

　　벽오동 열매를 오동자, 오동나무의 잎을 오동엽, 꽃을 오동화, 껍질을 오동피, 뿌리를 오동근이라고 부르며 모두 한약재로 사용되고 있다. 오동자는 콩알만하고 씹으면 맛이 평하고 달기 때문에 위를 건강하게 하고 기를 원활하게 순환시켜 준다. 오동엽은 맛이 쓰고 차기 때문에 풍을 제거하고 수분을 배출시켜 관절과 다양한 통증을 비롯해 고혈압과 외상출혈, 종창에 사용된다. 특히 치질과 아토피성 피부염, 타박상, 삔 상처, 악성종기, 위 신경통, 살충 등에 효과가 좋다.

　　벽오동나무 씨를 오동자라고도 하는데 아욱목의 교목으로 키가 12m 정도이고 잎이 어긋나며 너비가 30㎝ 크기이다. 열매는 익기 전 5조각으로 갈라지고 조각이 배처럼 생겼으며, 조각에 몇 개씩의 씨가 붙어 있다. 완두콩처럼 생긴 씨를 오동자라고 하는데, 볶아서 커피 대용으로 우려 마시거나 구워 먹기도 한다.

오동자 천연 발효 식초 만들기

오동자 효소 발효액 1ℓ, 막걸리 1병, 생수 3ℓ, 식초 발효 병, 모시 천, 고무줄

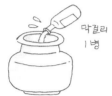

막걸리 1병

1 소독한 별도의 식초 발효 병에 막걸리 1병을 붓는다.

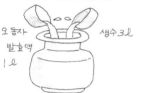

오동자 발효액 1ℓ

생수 3ℓ

2 ❶에 오동자 효소 발효액 1ℓ와 생수 3ℓ를 붓고 골고루 섞는다.

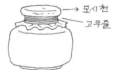

모시천
고무줄

3 ❷의 주둥이를 모시 천으로 덮고 고무줄로 묶는다.

4 ❸을 여름에는 3개월, 나머지 계절은 6개월 이상 발효시키면 식초가 된다.

여름에는 3개월
나머지 계절
6개월

5 ❹를 모시 천으로 걸러낸 다음 1년 이상 숙성시키면 천연 식초가 된다.

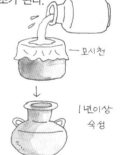

모시천

1년이상 숙성

오동자 효소 만들기

①싱싱한 오동자를 채취하여 물로 깨끗이 세척한 뒤 동량의 노란 설탕의 절반으로 비무러 유리 단지나 항아리에 넣고 그 위를 남아 있는 설탕으로 덮고 뚜껑을 밀봉한다.

②1~3개월 뒤 효소액이 나오면 건더기를 걸러낸 뒤 효소액을 밀봉하고 12개월간 숙성시킨다. 몇 개월 간격으로 곰팡이가 보이면 제때 제거한다.

뇌졸중과 심장병에 좋은

은행 식초

Dr's advice

은행나무는 지구상에 살고 있는 식물 중 가장 오래된 식물이라고 한다.
당질, 지방질, 단백질 등이 주성분이며, 카로틴, 비타민 A · B1 · B2 · C,
칼슘, 칼륨, 인, 철분 등이 많이 함유되어 있으며, 레시틴, 아스파라긴산,
에르고스테롤 등이 함유되어 있다. 특히 단백질의 질이 좋고 소화 흡수가
잘 되어, 예로부터 스태미나 식품으로 잘 알려져 있다.

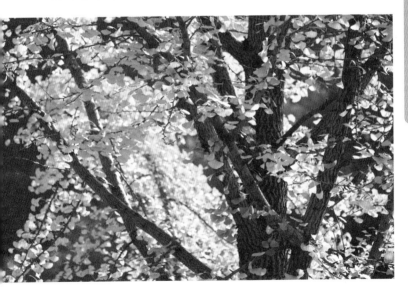

생태와 특징

은행나무과. 갈잎큰키나무로 잎은 어긋나고 부채꼴이며 잎맥은 2개씩 갈라
진다. 꽃은 4~5월에 황갈색으로 피며, 열매는 둥근 핵과로 9~10월에 노란색
으로 익고 씨는 달걀 모양이다. 열매의 겉껍질에서는 역한 냄새가 난다. 씨를
식용한다.

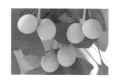

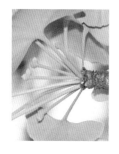

은행나무 열매는 뇌경색, 시력장애, 류머티즘에 좋고 푸른 잎에는 후라보노이드 성분이 들어 있어 모세혈관의 흐름과 혈관을 튼튼하게 만들어준다. 또한 약해진 혈관 벽을 치료하고 뇌와 내장, 손과 발끝의 말초까지 혈액을 공급한다. 그래서 뇌졸중과 심장병 등의 성인병을 비롯해 노인성 질환, 지방제거, 골연화증 예방, 혈액순환촉진, 정력강화, 면역 등에도 효과가 있다.

은행보다 약효가 더 많은 것은 은행잎이다. 은행잎에 들어 있는 '플라보노이드'는 유해 산소를 없애고 세포막을 보호하며 혈압을 내리는 등의 작용을 한다. 또한 '징코플라톤'이라는 성분이 있어서, 혈액 순환을 좋게 하고 혈전을 없애주며 혈액의 노화를 막는다. 민간에서는 가슴앓이, 가래와 천식, 설사, 백태, 상피증 등을 치료하는 약으로 널리 쓰였다.

은행은 백과, 백과엽이라고도 하며 은행나무 목의 은행나뭇과 교목으로 키가 30m, 지름이 2.5m까지 자란다. 껍질은 회색빛이고 결이 마치 코르크와 같다. 잎은 부채 모양이고 잎 가장자리 올라가면서 갈라져 있다. 잎은 회녹색인데 가을에는 황금색으로 변한다.

은행 천연 발효 식초 만들기

준비할 재료

은행 효소 발효액 1ℓ, 막걸리 1병, 생수 3ℓ, 식초 발효 병, 모시 천, 고무줄

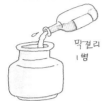

막걸리
1병

1 소독한 별도의 식초 발효 병에 막걸리 1병을 붓는다.

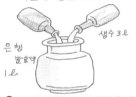

생수 3ℓ

은행
발효액
1ℓ

2 ❶에 은행 효소 발효액 1ℓ와 생수 3ℓ를 붓고 골고루 섞는다.

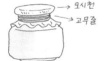

모시천
고무줄

3 ❷의 주둥이를 모시 천으로 덮고 고무줄로 묶는다.

4 ❸을 여름에는 3개월, 나머지 계절은 6개월 이상 발효시키면 식초가 된다.

여름에는 3개월

나머지 계절
6개월

5 ❹를 모시 천으로 걸러낸 다음 2년 이상 숙성시키면 천연 식초가 된다.

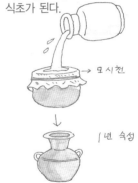

모시천

1년 숙성

은행 효소 만들기

①은행나무에서 막 채취한 외피가 있는 은행을 채취하여 물에 이 물질이 없도록 깨끗이 세척한 뒤 물기를 닦아낸 후 색깔 있는 유리병 같은 용기에 담아서 햇볕이 들지 않는 어두컴컴한 곳에 15~20일 정도 놓아둔다.

②2~3개월 뒤 물이 생기는데 이것이 효소액이지만 건더기를 제거 후 2년 이상 그대로 숙성시켜도 천연 식초가 된다. 독성이 있으므로 3~7년 이상은 숙성시켜야 먹을 수 있다.

칡 식초

Dr's advice

식물성 에스트로겐 성분이 다량 함유되어 있는 칡은 50대에 들어선 중년 여성들이 지속적으로 먹으면 폐경을 늦추고 골다공증을 예방하는 효과가 있다. 최근에는 성장 호르몬 분비 촉진 및 골다공증 완화에 탁월한 성분의 함유량이 높다는 연구 결과가 밝혀지면서 칡 효능이 많은 사람들에게 각광받고 있으며 또한 뿌리에는 여성 호르몬인 에스트로겐 성분이 콩의 10배, 석류의 625배 가까이 함유되어 있어 갱년기에 나타나는 장애인 골다공증은 물론 숙취해소, 위장·간장 보호, 소화불량, 해열, 설사, 변비, 당뇨, 피로 회복 등에 효과가 있다.

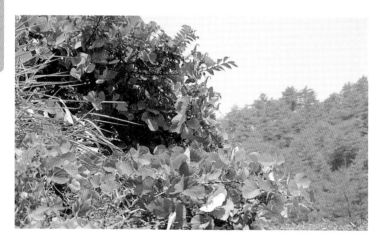

생태와 특징

칡은 다년생 식물로서 겨울에도 얼어 죽지 않고 대부분의 줄기가 살아남는다. 줄기는 매년 굵어져서 굵은 줄기를 이루기 때문에 나무로 분류된다. 산기슭의 양지에서 자라는데 적당한 습기와 땅속 깊은 곳에서 잘 자라며 줄기의 길이는 20m 이상 뻗쳐 있다.

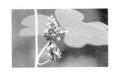

칡의 효능

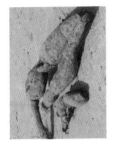

〈동의보감〉에 '칡은 성질이 평하고 서늘하며, 맛이 달고 독이 없기 때문에 풍한으로 나타나는 두통을 치료하며 땀구멍을 열어 술독을 체외로 배출시킨다.

입맛을 돋워 소화가 잘 되고 가슴의 열을 제거해 주며, 소장을 부드럽게 하고 쇠붙이로 다친 상처를 치료해 준다. 허약 체질에서 나타나는 갈증을 멈춰주고 숙취나 이로 나타나는 갈증에 매우 좋다. 또한 당뇨(소갈)도 치료한다' 고 했다. 이밖에 여성 갱년기장애, 우울증, 불면증, 골다공증에도 좋다.

칡뿌리를 갈근이라고도 하며 콩과의 다년생 덩굴식물로 한 해에 길이가 18m까지 자란다. 큰 잎이 먼저 달리고 붉은빛의 자주색 꽃은 총상꽃차례로 달리며, 편평하고 털이 난 씨의 꼬투리가 열린다. 한방에서 여름에 뿌리와 꽃을 채취해 약으로 사용한다.

칡 천연 발효 식초 만들기

준비할 재료

칡 효소 발효액 1ℓ, 막걸리 1병, 생수 3ℓ, 식초 발효 병,
모시 천, 고무줄

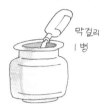

막걸리
1병

1 소독한 별도의 식초 발효 병에
막걸리 1병을 붓는다.

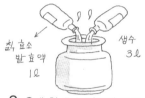

칡 효소
발효액
1ℓ

생수
3ℓ

2 ❶에 칡 효소 발효액 1ℓ와
생수 3ℓ를 붓고 골고루 섞는다.

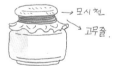

→ 모시 천
고무줄

3 ❷의 주둥이를 모시 천으로
덮고 고무줄로 묶는다.

4 ❸을 여름에는 3개월,
나머지 계절은 6개월 이상
발효시키면 식초가 된다.

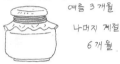

여름 3개월

나머지 계절
6개월

5 ❹를 모시 천으로 걸러낸 다음
1년 이상 숙성시키면 천연
식초가 된다.

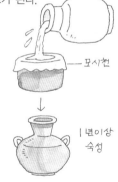

모시천

1년이상
숙성

칡 효소 만들기

①칡을 채취하여 물로 깨끗이
세척한 뒤 동량의 노란설탕의 절
반으로 버무려 유리 단지나 항아
리에 넣고 그 위를 남아 있는 설탕
으로 덮고 뚜껑을 밀봉한다.

②칡 효소는 최소한 6개월은 발
효해야 한다. 효소액이 나오면 건
더기를 걸러낸 뒤 효소액을 밀봉
하고 12개월간 숙성시킨다. 몇 개
월 간격으로 곰팡이가 보이면 제
때 제거한다.

거담 · 진통 · 이뇨작용을 하는

탱자 식초

Dr's advice

탱자 열매를 얇게 잘라 말리고, 말린 열매를 우려낸 물로 꾸준히 목욕을 하면 아토피 치료에 탁월한 효능을 볼 수 있다. 또 우리 몸에 흐르고 있는 기가 장에서 뭉치면 변비가 생기는데 탱자를 섭취하면 뭉쳐 있는 기를 분산시켜 변비를 치료하며 소화가 잘 되어 체내의 묵은 숙변 배출에 도움이 된다고 한다. 탱자에 풍부하게 함유되어 있는 칼슘은 체내에 유해한 나트륨을 체외로 배출시켜 주어서 혈압이나 콜레스테롤 수치를 낮춰주고 혈액이 맑아지면서 혈액순환이 좋아져 심혈관계 질환을 개선하는 데 도움이 된다.

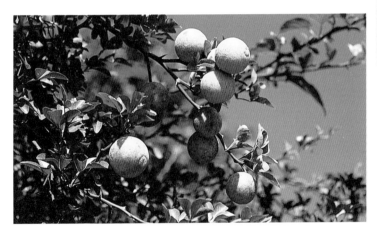

생태와 특징

높이 약 3미터 정도까지 자란다. 5㎝ 정도의 가시가 나 있다. 잎은 3출 겹잎으로 어긋나는데, 작은 잎은 달걀 모양이며 가장자리는 가는 톱니처럼 되어 있다. 꽃은 흰색으로 5월경에 하나씩 피며, 열매는 귤과 비슷한 둥근 액과이다. 호랑나비의 먹이식물이다.

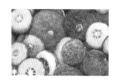

탱자의 효능

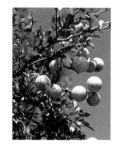

탱자는 한방에서 '지실'이라고 하는데, 건위·소화 작용, 복통을 멈추게 하고 위하수를 치료해 준다. 신체에 백진(흰 두드러기)이 생겨 가려움증이 심할 때 탱자 술을, 몸에 부기가 심할 때는 어린잎이나 덜 익은 열매를 달여 마시면 가라앉는다. 이밖에 자궁수축작용, 위장운동, 강심, 이뇨, 건위, 거담, 진통, 식중독, 아토피, 변비, 담과 적 등의 치료에 효과가 있다.

덜 익은 열매를 잘라 말린 것을 지실(枳實), 익은 열매를 말린 것을 지각(枳殼)이라고 하는데, 한약재로 쓰이고 있다.

탱자는 운향과의 낙엽관목으로 키가 3m 정도이고 줄기와 가지에 가시가 달려 있다. 꽃은 5월에 흰색으로 피고 열매는 둥근 장과이고 9월에 노란색으로 익는다. 향기는 좋지만 날것으로 먹기 힘들다.

탱자 천연 발효 식초 만들기

준비할 재료

탱자 효소 발효액 1ℓ, 막걸리 1병, 생수 3ℓ, 식초 발효 병,
모시 천, 고무줄

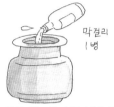

막걸리
1병

1 소독한 별도의 식초 발효 병에
막걸리 1병을 붓는다.

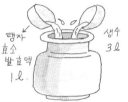

탱자
효소
발효액
1ℓ.

생수
3ℓ

2 ❶에 탱자 효소 발효액 1ℓ와
생수 3ℓ를 붓고 골고루 섞는다.

→ 모시천

고무줄

3 ❷의 주둥이를
모시 천으로 덮고
고무줄로 묶는다.

4 ❸을 여름에는 3개월,
나머지 계절은 6개월 이상
발효시키면 식초가 된다.

여름에는 3개월

나머지 계절

6개월

5 ❹를 모시 천으로 걸러낸 다음
1년 이상 숙성시키면 천연
식초가 된다.

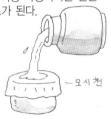

—모시 천

1년이상 숙성

탱자 효소 만들기

①싱싱한 탱자를 솔로 껍질을
깨끗이 닦아서 씻은 뒤 말려서 반
으로 잘라 설탕을 부어준다. 그 위
에 다시 탱자를 넣고, 다시 같은
방법으로 커켜이 반복해서 해준
다음 뚜껑을 밀봉한다. 탱자와 설
탕의 비율은 동량으로 한다.

②3~6개월 숙성시킨 후 건더기
를 걸러낸 뒤 다시밀봉하여 6개월
이상이 지나면 효소가 된다.

삽주 식초

Dr's advice

속을 덥게 하고, 비와 위장의 습을 없애주며, 비위의 역기를 누르고, 비위를 튼튼하게 하여 음식을 잘 먹게 하고, 비위의 작용을 고르게 하여 진액을 보충하고, 몸의 열을 내리고 무기력감과 피로를 풀며, 갈증을 없애주고, 안태시키는 효과가 있다. 영국 자료 'plant for a future' 2003년 자료에 따르면 식욕부진, 위장에 도움이 되고, 토기가 많은 사람들에게 도움이 되며, 가래 해소, 배뇨 효과가 있을 뿐만 아니라 소화를 촉진해 준다고 한다.

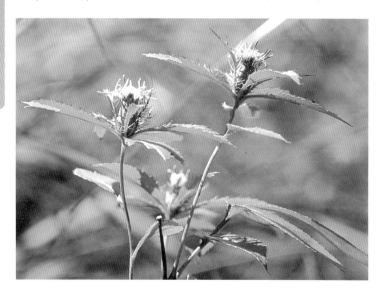

생태와 특징

산지의 건조한 곳에서 자란다. 뿌리줄기는 굵고 길며 마디가 있고 향기가 있다. 줄기는 곧게 서고 윗부분에서 가지가 몇 개 갈라지며 높이가 30~100cm이다. 뿌리에서 나온 잎은 꽃이 필 때 말라 없어진다.

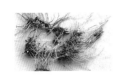

삽주의 효능

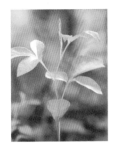

삽주의 뿌리를 백출 또는 창출이라 하는데 맛은 쓰고 달며, 성질은 따뜻하다. 민간에서는 혈압을 낮추는 데 사용하며 비위가 약하여 밥맛이 없으면서 권태감을 느낄 때, 얼굴색이 황색을 띠면서 대변을 묽게 볼 때 쓰인다. 어린 순은 나물로 무쳐먹는다.

감기 및 위장염, 부종에 효험이 있다. 비장을 튼튼하게 하고 위장을 강하게 하여 설사를 그치게 하고 습을 제거하는가 하면, 소화를 돕고 땀을 그치게 하며, 오목가슴 부위가 몹시 팽팽하게 부른 증세를 치료하고, 토하고 설사하는 것을 치료하며, 허리와 배꼽 사이의 피를 잘 돌게 한다.

비장·위장·뼈와 근육을 튼튼하게 하고, 고혈압·어지럼증·소화불량·종기·설사·관절염·피부를 좋게 하며, 흉통과 복통을 낮게 하고, 땀을 나지 않게 하며, 머리를 검게 하고, 시력을 좋게 하고, 감기 및 두통을 낮게 하며, 혈액순환에 좋다

삽주 천연 발효 식초 만들기

준비할 재료

삽주 효소 발효액 1ℓ, 막걸리 1병, 생수 3ℓ, 식초 발효 병,
모시 천, 고무줄

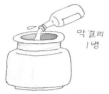

1 소독한 별도의 식초 발효 병에
   막걸리 1병을 붓는다.

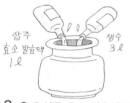

2 ❶에 삽주 효소 발효액 1ℓ와 생수
   3ℓ 를 붓고 골고루 섞는다.

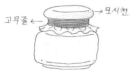

3 ❷의 주둥이를 모시 천으로
   덮고 고무줄로 묶는다.

4 ❸을 여름에는 3개월,
   나머지 계절은 6개월 이상
   발효시키면 식초가 된다.

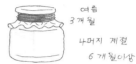

5 ❹를 모시 천으로 걸러낸 다음
   1년 이상 숙성시키면 천연
   식초가 된다.

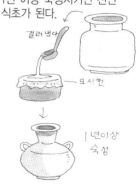

삽주 효소 만들기

①봄~가을에 삽주 새싹이나 뿌
리를 채취하여 이물질이 없도록
물로 깨끗이 세척한 뒤 동량의 노
란설탕의 절반으로 버무려 유리
단지나 항아리에 넣고 그 위를 남
아 있는 설탕으로 덮고 뚜껑을 밀
봉한다.

②1~3개월 뒤 효소액이 나오면
건더기를 걸러낸 뒤 효소액을 밀
봉하고 12개월간 숙성시킨다. 몇
개월 간격으로 곰팡이가 보이면
제때 제거한다.

당뇨에 특히 좋은

돼지감자 식초

Dr's advice

대표적인 성분으로 이눌린이라는 성분이 있는데, 지구상에서 돼지감자만큼 이눌린을 많이 함유하고 있는 식물은 없다고 한다. 또한 돼지감자의 칼로리는 매우 낮은 편인데, 이는 다당류에 속해 있기 때문이며 천연 인슐린이라고 불리고 있다. 돼지감자의 성분은 이눌린 외에도 단백질, 회분, 당질, 칼슘, 비타민 B·C, 나이아신 성분을 포함하고 있다. 이눌린 성분은 인슐린을 정상치로 유지하는 데 유효한 성분이어서 오래 전부터 돼지감자가 당뇨 환자들에게만은 꾸준히 사용되었다.

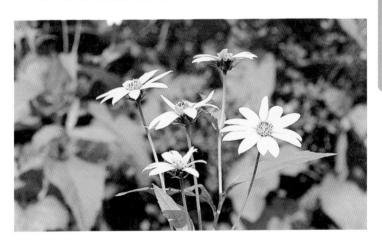

생태와 특징

뚱딴지라고도 한다. 북아메리카가 원산지이다. 땅속줄기의 끝이 굵어져서 덩이줄기가 발달한다. 줄기는 곧게 서고 가지가 갈라지며 높이 1.5~3m이고 센털이 있다. 잎은 줄기 밑 부분에서는 마주나고 윗부분에서는 어긋나며 긴 타원 모양이고 끝이 뾰족하며 가장자리에 톱니가 있고 밑 부분이 좁아져 잎자루로 흘러 날개가 된다.

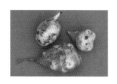

돼지감자(뚱딴지)의 효능

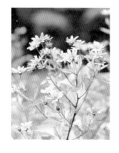

돼지감자의 경우, 칼로리가 매우 적으며 소화가 잘 안 되기 때문에 흡수율 또한 낮다. 그 때문에 돼지감자의 섭취를 많이 한다고 해도 혈당이 높아지거나 하지 않아 당뇨에 좋은 것이다. 또한 돼지감자의 이눌린 성분은 인슐린을 정상치로 유지하는 데 유효한 성분이어서 오래 전부터 돼지감자의 사용이 당뇨 환자들에게만은 꾸준히 되었다.

돼지감자의 식이섬유 함유율은 매우 높은 편으로 장내의 유산균을 증식시키는 역할까지 하기 때문에 변비에 특효이다. 특히, 다이어트 시 나타나는 변비가 만성이 되는 것을 돼지감자의 섭취를 통해 예방할 수 있으며 대사를 촉진시켜 주어 장운동을 좋게 하는 기능도 돼지감자의 기능에 포함되어 있어 좋다.

돼지감자 천연 발효 식초 만들기

돼지감자 효소 발효액 1ℓ, 막걸리 1병, 생수 3ℓ, 식초 발효 병,
모시 천, 고무줄

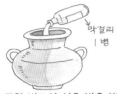

막걸리
1병

1 소독한 별도의 식초 발효 병에
막걸리 1병을 붓는다.

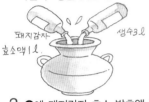

돼지감자
효소액1ℓ   생수3ℓ

2 ❶에 돼지감자 효소 발효액 1ℓ와
생수 3ℓ를 붓고 골고루 섞는다.

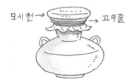

모시천→   →고무줄

3 ❷의 주둥이를 모시 천으로
덮고 고무줄로 묶는다.

4 ❸을 여름에는 3개월,
나머지 계절은 6개월 이상
발효시키면 식초가 된다.

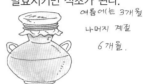

여름에는 3개월
나머지 계절
6개월.

5 ❹를 모시 천으로 걸러낸 다음
1년 이상 숙성시키면 천연
식초가 된다.

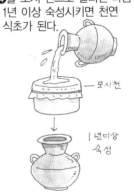

모시천
1년이상
숙성

돼지감자 효소 만들기

①가을에 싱싱한 돼지감자를 준
비하여 물로 세척한 뒤 물기를 대
충 털어낸 후 물기가 조금 있는 상
태로 토막토막 썰어서 동량의 노
란설탕의 절반으로 버무린 뒤 유
리 단지나 항아리에 넣고 뚜
껑을 밀봉한다.

②1~3개월 뒤 효소액이 나오면
건더기를 걸러낸 뒤 효소액을 밀
봉하고 12개월간 숙성시킨다. 몇
개월 간격으로 곰팡이가 보이면
제때 제거한다.

피로를 빨리 회복시키고 지방간 치료제인

구기자 식초

Dr's advice

봄에 따는 잎은 구기엽으로 천장초라 하였고, 여름에 꽃을 채취한 것은 장생초, 가을에 붉게 익은 열매는 구기자로 약효가 또한 좋고, 겨울에 캐는 뿌리는 지골피로 한약 성분에 들어간다. 구기자 잎에는 비타민 B1 · B2 · C가 많고 잎과 열매에 있는 알칼로이드는 다른 야채의 7~10배나 된다. 구기자잎차는 강장약, 혈압개선, 동맥경화 예방에 좋고 뿌리는 구기자탕, 지골피탕, 청심연자음(淸心蓮子飮) 등으로 처방하여 고혈압에 쓴다.

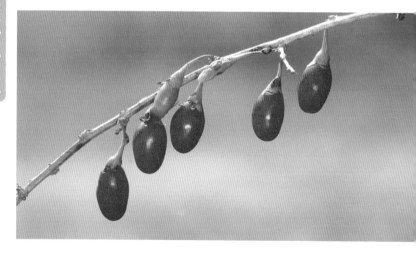

생태와 특징

구기자는 가시가 헛개나무(구: 枸)와 비슷하고 줄기는 버드나무(기: 杞)와 비슷하여 두글자를 합쳐서 枸杞(구기)라고 불렀다고 하는데 가지과에 속하는 구기자나무의 열매이다. 구기자나무는 낙엽성 활엽관목으로 6~9월에 자주빛 꽃이 피며, 열매는 원형 또는 타원형으로 8, 9월에 붉게 익는다. 우리 나라에서는 충청남도 청양군이 집산지이다.

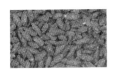

구기자의 효능

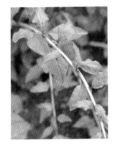

　구기자는 간 기능이 허약하거나 간 세포 내의 지방 침착을 억제하여 간 세포의 신생을 촉진한다고 한다. 지방간, 간염 등과 같은 질환 등으로 늘 피곤하고 성욕이 일어나지 않을 때, 노화로 인해 정기가 쇠한 경우 등에 효능이 뛰어나다.

　구기자의 중요한 유효 성분은 다당으로, 이는 백혈구의 수를 증가시켜 면역력을 강화하는 데 탁월한 효능이 있다.

　특히 노년층에게는 뇌 기능과 체력을 보하는 데 도움을 주고 구기자에 함유된 베타인은 몸 안에서 콜린 대사산물의 하나이다. 따라서 콜레스테롤을 줄이고, 눈을 밝게 하며, 피로를 빨리 회복시킨다.

　베타인이라는 성분은 지방간의 주 치료제로서 실제로 쓰이는 성분이라고 한다.

구기자 천연 발효 식초 만들기

구기자 효소 발효액 1ℓ, 막걸리 1병, 생수 3ℓ, 식초 발효 병, 모시 천, 고무줄

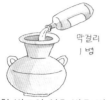

1 소독한 별도의 식초 발효 병에 막걸리 1병을 붓는다.

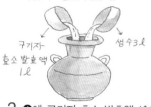

2 ❶에 구기자 효소 발효액 1ℓ와 생수 3ℓ를 붓고 골고루 섞는다.

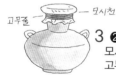

3 ❷의 주둥이를 모시 천으로 덮고 고무줄로 묶는다.

4 ❸을 여름에는 3개월, 나머지 계절은 6개월 이상 발효시키면 식초가 된다.

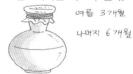

5 ❹를 모시 천으로 걸러낸 다음 1년 이상 숙성시키면 천연 식초가 된다.

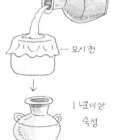

구기자 효소 만들기

①구기자의 싱싱한 열매, 뿌리, 잎 중에서 구하기 쉬운 것을 물로 깨끗이 세척한 뒤 물기가 조금 있는 상태에서 동량의 노란설탕과 버무려 유리 단지나 항아리에 넣고 밀봉한다. 마른 열매·뿌리나 잎으로 담글 경우에는 동량의 수분을 첨가하는 것이 좋다.

②1~3개월 뒤 효소액이 나오면 건더기를 걸러낸 뒤 효소액을 밀봉하고 12개월간 숙성시킨다. 몇 개월 간격으로 곰팡이가 보이면 제때 제거한다.

제비꽃 식초

Dr's advice

제비꽃은 여러 가지 약효(청열해독, 억균작용, 해독작용, 소염작용, 항균작용, 염증 억제 등)를 가지고 있다. 제비꽃에 포함된 성분으로는 flavonoid, glycoside, saponin, vitamin C, 플라본이나 체로틱산 등등 여러 가지가 있고 소염, 해열, 항진균, 해독작용이 있다. 5~7월경 과실이 성숙한 시기에 전체를 채취하여 말려서 사용하는데 꽃을 제외한 전초 전체를 약으로 사용한다.

산야초로 만드는 천연 발효 식초

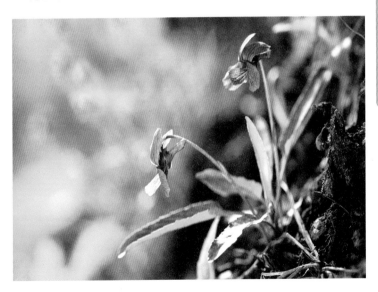

생태와 특징

장수꽃, 병아리꽃, 오랑캐꽃, 씨름꽃, 앉은뱅이꽃이라고도 한다. 들에서 흔히 자란다. 높이 10cm 내외이다. 원줄기가 없고 뿌리에서 긴 자루가 있는 잎이 자라서 옆으로 비스듬히 퍼진다.

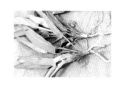

제비꽃의 효능

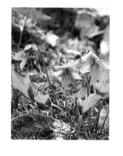

제비꽃은 맛이 쓰고 성질이 차기 때문에 열을 내리고 독을 제거하며, 균을 죽이고 가래를 삭히며, 불면증과 변비에도 효능이 좋다. 특히 생손가락을 앓을 때 꽃을 짓이겨 붙이면 씻은 듯이 낫는다고 한다.

심경과 간경에 주로 작용하며, 열을 내리고 독성을 제거한다. 이밖에 태독, 유방염 등의 부인병과 중풍, 이질, 설사, 진통, 인후염, 황달, 뱀에 물린 곳을 치료한다. 또한 발육 촉진제, 간장 기능 촉진제, 간염, 황달, 눈의 충혈, 소변불리, 부기, 임파선염, 종기 등에도 좋다.

자화지정이라고도 하며 진한 자주색 꽃은 4~5월경에 피고 열매는 삭과로 7월경에 익는다. 한국, 시베리아 동부, 중국 등에 분포되어 있다. 이 식물은 제비꽃속 식물들 가운데 번식률이 가장 좋다. 어린순은 나물로 먹는다.

제비꽃 천연 발효 식초 만들기

제비꽃 효소 발효액 1ℓ, 막걸리 1병, 생수 3ℓ, 식초 발효 병, 모시 천, 고무줄

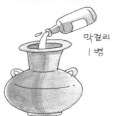

막걸리
1병

1 소독한 별도의 식초 발효 병에
막걸리 1병을 붓는다.

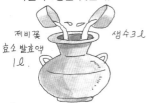

제비꽃
효소 발효액
1ℓ

생수 3ℓ

2 ❶에 제비꽃 효소 발효액 1ℓ와
생수 3ℓ를 붓고 골고루 섞는다.

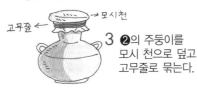

모시천

고무줄

3 ❷의 주둥이를
모시 천으로 덮고
고무줄로 묶는다.

4 ❸을 여름에는 3개월,
나머지 계절은 6개월 이상
발효시키면 식초가 된다.

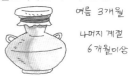

여름 3개월

나머지 계절
6개월이상

5 ❹를 모시 천으로 걸러낸 다음
1년 이상 숙성시키면 천연
식초가 된다.

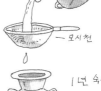

모시천

1년 숙성

제비꽃 효소 만들기

①제비꽃 전초를 채취하여 깨끗이 세척하여 물기를 대충 털어낸 후 물기가 조금 있는 상태에서 듬성듬성 썰어서 동량의 노란설탕의 절반으로 버무린 뒤 유리 단지나 항아리에 넣고 그 위를 남아 있는 설탕으로 덮고 밀봉한다.

②1~3개월 뒤 효소액이 나오면 건더기를 걸러낸 뒤 효소액을 밀봉하고 12개월간 숙성시킨다. 몇 개월 간격으로 곰팡이가 보이면 제때 제거한다.

번행초 식초

Dr's advice

한 때 위암의 특효약으로 세계가 떠들썩했을 만큼 민간에서는 위암 치료 약으로 쓰기도 하는 번행초는 위장병·속병·가슴앓이·장염 등에 효과가 뛰어나고 입맛을 돋우는 데에도 좋고, 고혈압·빈혈·허약체질에도 효과가 좋다. 병을 앓고 나서 기력이 부족한 사람이나 여성이 산후에 미역국처럼 국을 끓여 먹으면 빨리 몸이 회복된다.

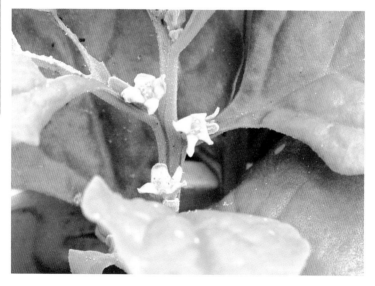

생태와 특징

풀 전체에 털이 없고 다육질이며, 빽빽하게 낱알 모양의 돌기가 있다. 줄기의 기부는 지상으로 뻗어나가고, 윗부분은 많이 분지하며 길이 40~80cm이다. 잎은 1~2cm의 자루가 있고 어긋나며, 달걀 모양의 삼각형이고 두껍다. 여름부터 가을에 걸쳐 잎겨드랑이에 꽃자루가 매우 짧은 1~2개의 꽃이 핀다.

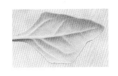

번행초의 효능

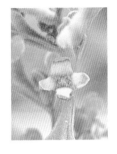

〈동의보감〉에 '번행초는 맛이 달고 약간 매우며 성질이 평하기 때문에 해열과 해독을 하고 부종을 내리는 효능을 가지고 있다. 그래서 장염, 패혈증, 정창홍조, 풍열을 치료한다' 고 적혀 있다.

비타민 A · B2 등이 풍부하며 위암에 특효약으로 알려져 있다. 잎과 줄기를 그늘에서 말려 보관했다가 차로 오랫동안 마시면 소화불량, 숙취로 나타나는 메스꺼움, 위염 등을 예방하거나 치료한다. 이밖에 축농증, 체질개선, 위장보호, 통증완화(위궤양, 위암, 십이지장궤양, 스트레스성 궤양의 의한 통증), 해독, 소화불량, 각종 위장병, 빈혈, 식용증진, 자양강장 등에도 좋다.

바닷가에서 자라며 재배도 한다. 꽃은 봄부터 가을까지 노란색으로 피고 잎겨드랑이에 1~2개씩 달린다. 꽃받침통은 길이 4~7mm로 자라고 4~5개의 가시 같은 돌기가 있으며 열매가 성숙할 때도 남아 있다.

번행초 천연 발효 식초 만들기

준비할 재료

번행초 효소 발효액 1ℓ, 막걸리 1병, 생수 3ℓ, 식초 발효 병, 모시 천, 고무줄

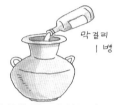

1 소독한 별도의 식초 발효 병에 막걸리 1병을 붓는다.

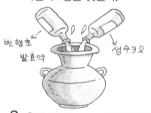

2 ❶에 번행초 효소 발효액 1ℓ와 생수 3ℓ를 붓고 골고루 섞는다.

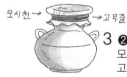

3 ❷의 주둥이를 모시 천으로 덮고 고무줄로 묶는다.

4 ❸을 여름에는 3개월, 나머지 계절은 6개월 이상 발효시키면 식초가 된다.

5 ❹를 모시 천으로 걸러낸 다음 1년 이상 숙성시키면 천연 식초가 된다.

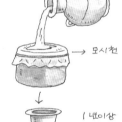

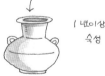

번행초 효소 만들기

①번행초의 뿌리를 제외한 전초를 이물질이 없도록 물로 깨끗이 세척한 뒤 잘게 썰어서 동량의 노란설탕의 절반으로 버무려 유리 단지나 항아리에 넣고 그 위를 남아 있는 설탕으로 덮고 모시 천으로 덮은 뒤 자주 흔들어 준다.

②1~3개월 뒤 효소액이 나오면 건더기를 걸러낸 뒤 효소액을 밀봉하고 12개월간 숙성시킨다. 몇 개월 간격으로 곰팡이가 보이면 제때 제거한다.

여뀌 식초

Dr's advice

일본에서는 싹이 튼 여뀌를 생선요리에 쓴다. 여뀌는 지혈작용이 있어서 자궁출혈 · 치질출혈 및 그 밖의 내출혈에 사용된다. 잎과 줄기는 항균작용 이 뛰어나며, 혈압을 내려주고 소장과 자궁의 긴장도를 강화시킨다. 잎이 가늘고 수과의 길이가 짧은 것을 가는여뀌(var. fastigiatum)라고 한다. 이 소라멘틴(Isorhamentin), 페르시카린-7-메틸에테르(Persicarin-7-methylether), 폴리고디알(Polygodial), 타데오날(Tadeonal) 등이 함유되 어 있으며 지혈, 소종의 효능이 있다. 따라서 적용 질환은 이질, 설사, 장 출혈, 각기, 월경과다, 월경이 멈추지 않는 증세, 타박상 등이다.

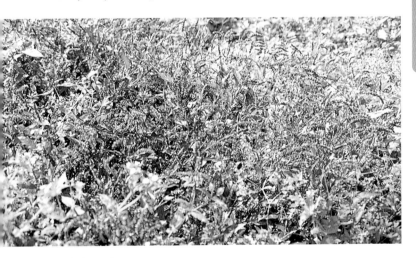

생태와 특징

수료(水蓼), 택료(澤蓼), 천료(川蓼)라고도 한다. 습지 또는 냇가에서 자란다. 높이 40~80cm이고 털이 없으며 가지가 많이 갈라진다. 잎은 어긋나고 바소 꼴로 자루가 없고 가장자리가 밋밋하며 뒷면에 잔 선점(腺點)이 많다.

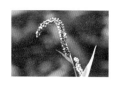

여뀌의 효능

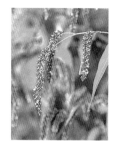

여뀌는 어혈을 풀어주고 백혈병을 치료해준다. 여뀌 잎은 대소장의 나쁜 기운을 제거하고 속을 편안하게 해준다. 피로회복에는 여뀌를 달여서 복용하면 좋다.

여뀌씨를 '요실'이라고 하는데, 맛이 맵고 성질이 차가우며 독이 없기 때문에 신의 나쁜 기운을 제거하고 눈을 밝게 하며 습기를 내린다. 치료는 옹종, 창양을 치료한다. 뿌리는 자궁출혈, 치질출혈, 내출혈 등에, 잎과 줄기는 항균작용, 혈압강하 등에 사용된다.

신채라고도 하며 열매는 조그만 점들이 찍혀 있고 어린순은 나물로 식용한다. 가을에 말린 뿌리를 '수료'라고 하는데, 한방 약재로 사용된다. 잎과 줄기를 짓이겨 물에 풀어 물고기를 잡기도 한다.

여뀌 천연 발효 식초 만들기

여뀌 효소 발효액 1ℓ, 막걸리 1병, 생수 3ℓ, 식초 발효 병, 모시 천, 고무줄

막걸리 1병

1 소독한 별도의 식초 발효 병에 막걸리 1병을 붓는다.

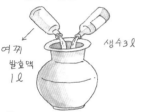

여뀌 발효액 1ℓ

생수 3ℓ

2 ❶에 여뀌 효소 발효액 1ℓ와 생수 3ℓ를 붓고 골고루 섞는다.

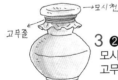

모시천

고무줄

3 ❷의 주둥이를 모시 천으로 덮고 고무줄로 묶는다.

4 ❸을 여름에는 3개월, 나머지 계절은 6개월 이상 발효시키면 식초가 된다.

여름 3개월 나머지 계절 6개월

5 ❹를 모시 천으로 걸러낸 다음 1년 이상 숙성시키면 천연 식초가 된다.

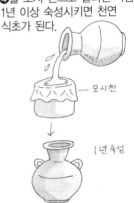

모시천

1년 숙성

여뀌 효소 만들기

①여뀌 전초를 채취하여 깨끗이 세척하여 물기를 대충 털어낸 후 물기가 조금 있는 상태에서 듬성 듬성 썰어서 동량의 노란설탕의 절반으로 버무린 뒤 유리 단지나 항아리에 넣고 밀봉한다.

②1~3개월 뒤 효소액이 나오면 건더기를 걸러낸 뒤 효소액을 밀봉하고 12개월간 숙성시킨다. 몇 개월 간격으로 곰팡이가 보이면 제때 제거한다.

뽀리뺑이 식초

산야초로 만드는 천연 발효 식초

Dr's advice

'뽀리뺑이'는 보리밭에서 잘 자란다고 하여 '보리뺑이'라고 했고, 긴 줄기 끝에서 꽃이 핀다 하여 '뽀리뺑이'라고도 한다. 뽀리뺑이는 한방에서는 황화채, 황암채, 황과채라고도 부른다. 봄에는 잎과 뿌리까지 말려서 사용하기도 한다. 가을철에 뿌리를 채취해 썰어 햇볕에 말린다. 맛이 달고 조금 쓰며 성질은 서늘하여 열을 내리고 독을 풀어주고 소변이 잘 나오게 하며 부기를 없애준다. 기관지, 천식, 감기, 인후 통증, 결막염, 종기, 독사에 물린 데 사용하며, 간경화로 인한 복수, 급성 신우신염, 요로염, 류머티즘성 관절염, 타박상 등에 활용할 수 있다.

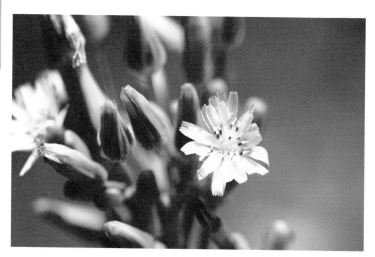

생태와 특징

보리뺑이, 황가채, 박조가리나물이라고도 한다. 길가 또는 다소 그늘진 곳에서 자란다. 줄기는 곧게 서고 부드러운 털이 있으며 보통 1개 또는 2개이다. 높이 15~100cm이다.

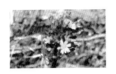

뽀리뺑이의 효능

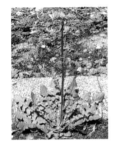

〈본초강목〉에 '뽀리뺑이는 맛이 달고 쓰며 성질이 서늘하고 독이 없다'고 쓰여 있다. 열을 내리고 해독하면서 부기를 완화시키며 통증을 가라앉힌다. 따라서 감기, 인후통증, 유선염, 결막염, 창절, 요도감염, 백대, 풍습, 관절염을 치료한다.

민간요법에는 말린 줄기를 달여 먹으면 감기 인후통과 열이 날 때, 간이 나쁠 때, 눈의 염증, 뼈마디가 쑤시고 아플 때 좋다. 〈중국본초도록〉에 '맛이 쓰고 성질이 서늘해 청열과 해독, 소종의 효능으로 인후통, 유선염, 창절 등을 치료한다'고 적혀 있다.

황암채, 황화채라고도 하며 국화과의 두해살이풀로 한국이 원산지이고 키가 15~100㎝ 정도이며 부드러운 털이 있다. 5~6월경에 산방 모양 원추꽃차례로 꽃이 피는데, 노란색 설상화이다. 열매는 수과로 납작하고 털이 흰색이다.

뽀리뺑이 천연 발효 식초 만들기

뽀리뺑이 효소 발효액 1ℓ, 막걸리 1병, 생수 3ℓ, 식초 발효 병, 모시 천, 고무줄

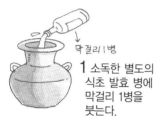

막걸리 1병

1 소독한 별도의 식초 발효 병에 막걸리 1병을 붓는다.

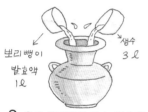

뽀리뺑이 발효액 1ℓ

생수 3ℓ

2 ❶에 뽀리뺑이 효소 발효액 1ℓ와 생수 3ℓ를 붓고 골고루 섞는다.

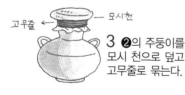

고무줄

모시천

3 ❷의 주둥이를 모시 천으로 덮고 고무줄로 묶는다.

4 ❸을 여름에는 3개월, 나머지 계절은 6개월 이상 발효시키면 식초가 된다.

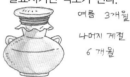

여름 3개월

나머지 계절 6개월

5 ❹를 모시 천으로 걸러낸 다음 1년 이상 숙성시키면 천연 식초가 된다.

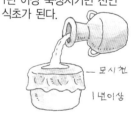

모시 천

1년 이상

뽀리뺑이 효소 만들기

　①뽀리뺑이 전초를 물로 깨끗이 세척한 뒤 듬성듬성 썰어서 동량의 노란설탕의 질반으로 버무려 유리 단지나 항아리에 넣고 그 위를 남아 있는 설탕으로 덮고 뚜껑을 밀봉한다.

　②1~3개월 뒤 효소액이 나오면 건더기를 걸러낸 뒤 효소액을 밀봉하고 12개월간 숙성시킨다. 몇 개월 간격으로 곰팡이가 보이면 제때 제거한다.

연잎 식초

Dr's advice

연잎은 심신안정과 불면증에 좋고, 강한 항산화작용으로 노화방지에도 탁월한 효능이 있다. 또한 이뇨작용이 있어 몸 속의 노폐물을 배출해 주어 부기나 부종 개선에도 아주 좋다. 더 놀라운 것은 녹차나 커피에 비해 카페인이 적어 오래 먹어도 전혀 문제가 없다. 이밖에도 성장기 어린이들의 두뇌발달에 도움이 되고, 지혈작용과 혈액순환 등에 좋아 성인병 예방에 큰 도움이 된다. 특히 피부미용과 생리통, 생리불순에 더욱 효과가 좋다.

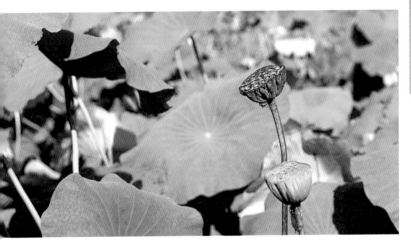

산야초로 만드는 천연 발효 식초

생태와 특징

전국의 연못과 습지에 심어 기르는 여러해살이풀이다. 세계적으로는 동아시아, 남아시아, 오스트레일리아, 북아메리카 등지에 분포한다. 뿌리줄기는 굵고, 속에 많은 구멍이 있으며, 땅속에서 옆으로 뻗는다. 뿌리줄기의 마디에서 수염뿌리와 잎이 나온다. 잎은 둥근 방패 모양, 지름 30~90cm, 가운데가 오목하며, 가장자리가 밋밋하다.

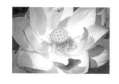

연잎의 효능

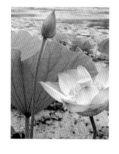

약 의학자 신재용 박사의 〈우리 약초로 지키는 생활한방〉에 "연잎은 더위를 풀어주고, 지혈작용으로 체내의 불필요한 습기를 제거하며, 여름철 설사, 부종, 각종 출혈, 산후출혈과다에 따른 어지럼증, 만성 자궁염, 대하, 몽정, 야뇨증에 좋다. 또 항균작용과 혈압강하작용, 위장을 튼튼하게 한다."고 했다.

잎대 혹은 꽃대는 조한(잘 때 땀을 흘리는 병증), 만성쇠약성 장염, 장출혈 등에 좋다.

잎꼭지를 달여 마시거나 가루로 만들어 먹으면 임신부의 태아를 안정시키며 설사에도 좋은 효과가 있다.

지갈(止渴;갈증을 그치게 함), 낙포(落胞;태반을 떨어지게 함), 양독(梁毒;기름진 음식을 먹은 독)을 없애주고 혈창복통(血脹腹痛;어혈로 배가 아픈 증세)등을 주치한다.

하비(荷鼻;연잎의 꼭지)는 성질이 평하고 맛은 쓰며 독이 없는 약재로, 혈리(피똥을 누는 이질)를 치료하고 안태(安胎)시키며, 악혈(나쁜 피)을 제거한다(본초).

연잎 천연 발효 식초 만들기

연잎 효소 발효액 1ℓ, 막걸리 1병, 생수 3ℓ, 식초 발효 병,
모시 천, 고무줄

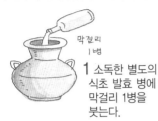

막걸리
1병

1 소독한 별도의
식초 발효 병에
막걸리 1병을
붓는다.

4 ❸을 여름에는 3개월,
나머지 계절은 6개월 이상
발효시키면 식초가 된다.

여름 3개월

나머지 계절

6개월

2 ❶에 연잎 효소 발효액 1ℓ와
생수 3ℓ를 붓고 골고루 섞는다.

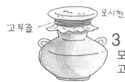

모시천

고무줄

3 ❷의 주둥이를
모시 천으로 덮고
고무줄로 묶는다.

5 ❹를 모시 천으로 걸러낸 다음
1년 이상 숙성시키면 천연
식초가 된다.

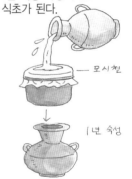

모시천

1년 숙성

연잎 효소 만들기

①연잎을 채취하여 깨끗이 씻어 물기를 말린 후 잘게 썰어서 용기에 연잎과 설탕을 번갈아 켜켜히 넣어준다. 설탕은 연잎과 1:1이며, 마무리로 남아 있는 설탕으로 덮고 밀봉하여 서늘한 곳에 보관한다. 설탕이 녹으면 2~3일에 한번씩 저어주어야 숙성이 잘 된다.

②1~3개월 뒤 효소액이 나오면 건더기를 걸러낸 뒤 효소액을 밀봉하고 12개월간 숙성시킨다. 몇 개월 간격으로 곰팡이가 보이면 제때 제거한다.

심장마비와 고혈압 예방에 효과가 있는

명아주 식초

Dr's advice

전초에 정유(精油)가 함유되어 있다. 잎의 지질(脂質) 중 68%는 중성 지방으로 palmitic acid, carnauba 산(酸), olein 산(酸), sitosterol, nonacosane, oleyl alchol, 납 등이 함유되어 있다. 뿌리에는 betaine, 아미노산, sterol, 유지(油脂) 등이 함유되어 있으며, 종자에는 5.54~14.86%의 기름이 함유되어 있다. 지사(止瀉), 건위(健胃), 강장약으로 청열(淸熱), 이습(利濕), 살충의 효능이 있다. 이질, 하리(下痢), 습진, 양진(痒疹), 독충에 의한 교상(咬傷)을 치료한다.

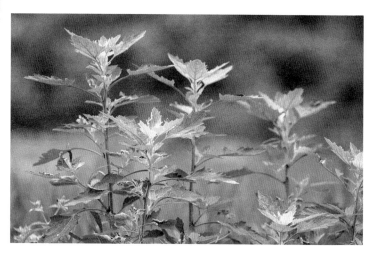

생태와 특징

느장이라고도 한다. 높이 2m, 지름 3cm에 달하며 녹색줄이 있다. 잎은 어긋나고 삼각상 달걀 모양이며, 어릴 때 중심부에 붉은빛이 돌고 가장자리에 물결 모양의 톱니가 있다. 꽃은 양성(兩性)이고 황록색이며 수상꽃차례[穗狀花序]에 밀착하여 전체적으로 원추꽃차례가 된다.

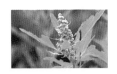

명아주의 효능

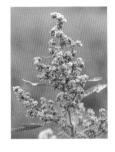

명아주에는 로이신, 베타인, 트리고넬린 등의 아미노산, 지방산 팔미틴산, 올레이산, 리놀산 등과 함께 비타민 A·B·C가 들어 있다. 독충에 물렸을 때 생잎을 찧어 붙이면 해독되고, 고혈압·대장염·설사 등에 효과가 좋으며, 어린 순은 높은 콜레스테롤 수치를 낮춰주고 다이어트에 효과가 있다.

생잎 달인 물을 마시면 치아의 통증을 완화시킨다. 말린 명아주 잎과 다시마를 각각 바싹하게 구워서 같은 분량으로 섞어서 잇몸에 마사지하면 치조농루가 제거된다.

하지만 명아주를 많이 섭취하면 몸이 붓기 때문에 주의해야 한다.

명아주는 노인들이 주로 사용하면서 '청려장'이라고 불렀다. 중국에서는 명아주를 '홍심리'라고 하는데, 가을 명아주 잎이 붉은 심장처럼 생겼다고 해서 붙여진 이름이다. 중국 사람들은 명아주 줄기로 침대를 만들어 사용하기도 했다.

다 자란 줄기는 나무처럼 단단하고 가벼우므로 노인들의 장수를 기원하는 지팡이 재료로도 많이 쓰인다.

명아주 천연 발효 식초 만들기

준비할 재료

명아주 효소 발효액 1ℓ, 막걸리 1병, 생수 3ℓ, 식초 발효 병,
모시 천, 고무줄

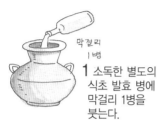

막걸리
1병

1 소독한 별도의
식초 발효 병에
막걸리 1병을
붓는다.

2 ❶에 명아주 효소 발효액 1ℓ와
생수 3ℓ를 붓고 골고루 섞는다.

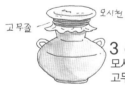

모시천

고무줄

3 ❷의 주둥이를
모시 천으로 덮고
고무줄로 묶는다.

4 ❸을 여름에는 3개월,
나머지 계절은 6개월 이상
발효시키면 식초가 된다.

여름 3개월

나머지 계절
6개월

5 ❹를 모시 천으로 걸러낸 다음
1년 이상 숙성시키면 천연
식초가 된다.

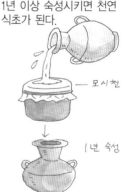

모시천

1년 숙성

명아주 효소 만들기

①뿌리를 제외한 명아주 전초를
물로 깨끗이 세척한 뒤 잘게 썰어
서 동량의 노란설탕의 절반으로
버무려 유리 단지나 항아리에 넣
고 그 위를 남아 있는 설탕으로 덮

고 뚜껑을 밀봉한다.

②1~3개월 뒤 효소액이 나오면
건더기를 걸러낸 뒤 효소액을 밀
봉하고 12개월간 숙성시킨다. 몇
개월 간격으로 곰팡이가 보이면
제때 제거한다.

찾아보기

ㄱ
가지 식초 • 178
감 식초 • 84
감귤 식초 • 90
감자 식초 • 166
갓 식초 • 115
개다래 식초 • 204
개머루 식초 • 210
개복숭아 식초 • 222
고구마 식초 • 169
고욤 식초 • 216
구기자 식초 • 258
까마중 식초 • 213
깻잎 식초 • 175

ㄴ
냉이 식초 • 193

ㄷ
당근 식초 • 136
대파 식초 • 172
더덕 식초 • 145
도라지 식초 • 142
돌배 식초 • 219
돼지감자 식초 • 255
딸기 식초 • 36

ㅁ
마늘 식초 • 199
망고 식초 • 102
매실 식초 • 60
머루 식초 • 225
머위 식초 • 124
멜론 식초 • 48

명아주 식초 • 276
미나리 식초 • 118
무 식초 • 133

ㅂ
바나나 식초 • 96
방울토마토 식초 • 45
배 식초 • 87
배추 식초 • 109
버찌 식초 • 228
번행초 식초 • 264
보리수 식초 • 63
복분자 식초 • 54
복숭아 식초 • 66
부추 식초 • 187
뽀리뺑이 식초 • 270

ㅅ
사과 식초 • 81
살구 식초 • 78
삽주 식초 • 252
상추 식초 • 106
생강 식초 • 184
솔잎순 식초 • 207
쇠비름 식초 • 231
수박 식초 • 72
시금치 식초 • 112
쑥 식초 • 190
쑥갓 식초 • 127

ㅇ
아스파라거스 식초 • 160
아욱 식초 • 130

앵두 식초 • 57
양배추 식초 • 154
양상추 식초 • 121
양파 식초 • 151
여뀌 식초 • 267
연근 식초 • 148
연잎 식초 • 273
오갈피 열매 식초 • 237
오동자 식초 • 240
오렌지 식초 • 93
오미자 식초 • 234
우엉 식초 • 139
은행 식초 • 243

ㅈ
자두 식초 • 75
제비꽃 식초 • 261
죽순 식초 • 157

ㅊ
참나물 식초 • 196
참외 식초 • 69
청경채 식초 • 181
칡 식초 • 246

ㅋ
키위 식초 • 51

탱자 식초 • 249
토마토 식초 • 42

ㅍ
파인애플 식초 • 99
포도 식초 • 39
피망 식초 • 163

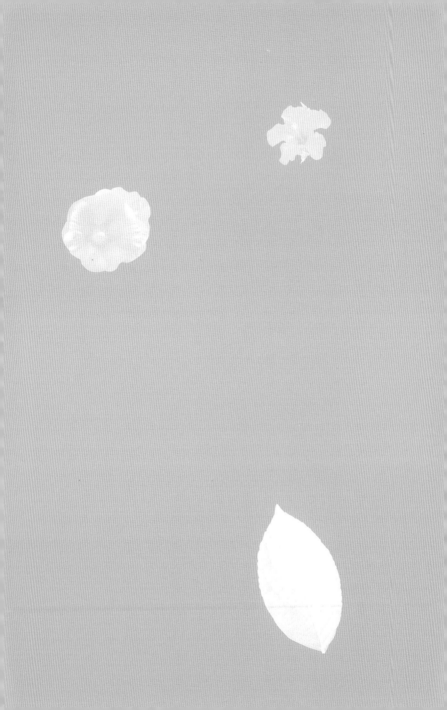